KB123157

# 코로나 사이언스

# 코로나 사이언스

연구 현장의 최전선에서 써 내려간 과학자들의 코로나19 분석 보고서

ⓒ기초과학연구원, 2020 Printed in Seoul, Korea

**초판 1쇄 펴낸날** 2020년 10월 08일

**초판 9쇄 펴낸날** 2021년 12월 23일

| | |
|---|---|
| **기획** | 기초과학연구원 커뮤니케이션팀 심시보·권예슬·배대웅 |
| **지은이** | 고규영·김빛내리·김연숙·김영찬·김원준·김호민·명경재·박재형·심시보 |
| | 안광석·양명진·이은이·이창준·이흥규·정희은·차미영·한동우 |
| **펴낸이** | 한성봉 |
| **편집** | 조유나·하명성·최창문·김학제·이동현·신소윤·조연주 |
| **콘텐츠제작** | 안상준 |
| **디자인** | 전혜진·김현중 |
| **마케팅** | 박신용·오주형·강은혜·박민지 |
| **경영지원** | 국지연·강지선 |
| **펴낸곳** | 도서출판 동아시아 |
| **등록** | 1998년 3월 5일 제1998-000243호 |
| **주소** | 서울시 중구 퇴계로30길 15-8 [필동1가 26] 2층 |
| **페이스북** | www.facebook.com/dongasiabooks |
| **전자우편** | dongasiabook@naver.com |
| **블로그** | blog.naver.com/dongasiabook |
| **인스타그램** | www.instargram.com/dongasiabook |
| **전화** | 02) 757-9724, 5 |
| **팩스** | 02) 757-9726 |

**ISBN** 978-89-6262-350-5 03510

이 도서의 국립중앙도서관 출판예정도서목록(CIP)은 서지정보유통지원시스템
홈페이지(http://seoji.nl.go.kr)와 국가자료종합목록 구축시스템(http://kolis-net.nl.go.kr)에서
이용하실 수 있습니다. (CIP제어번호 : CIP2020040925)

## 만든 사람들

| | |
|---|---|
| **편집** | 김경아·최창문 |
| **크로스교열** | 안상준 |
| **디자인** | 전혜진 |
| **본문조판** | 안성진 |
| **일러스트** | 박인혜 |

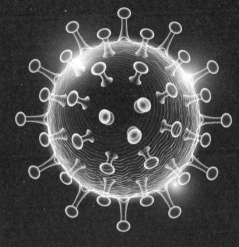

연구 현장의
최전선에서
써 내려간

과학자들의
코로나19
분석 보고서

COVID-19

# 코로나
# 사이언스

**기초과학연구원(IBS)** 기획

동아시아

# 과학자와 시민, 함께 손잡고 나아갈 때

기초과학연구원IBS RNA 연구단 단장
**김빛내리**

2020년 1월, 외신으로 전해지는 신종 코로나바이러스 소식이 아무래도 심상치 않았다. 2월 들어서는 국내 환자가 늘기 시작했고 우한에서의 감염력과 치사율을 보니 쉽게 지나갈 상황이 아니라는 판단이 들었다.

기초과학연구원IBS: Institute for Basic Science RNA 연구단은 RNA를 중심으로 연구하고 있지만, 바이러스에도 관심을 가지고 있었다. 필자는 박사과정 때 바이러스를 연구한 경험이 있고, 바이러스를 오랫동안 연구해온 안광석 서울대 교수가 연구단에 참여하고 있었다. 특히 연구단 소속인 생물정보학 전공 장혜식 교수(서울대)가 수년 전부터 RNA의 염기서열을 분석하는 기술을 도입하고 발전시켰기 때문에, 코로나바이러스 RNA 유전체를 분석할 역량을 갖추고 있었다. 사스코로나바이러스-2와 같은 강력한 바이러스의 출현과 확산을 예견한 것은 아니었으나, 우연히도 마침 신종 바이러스의 RNA를 신속하게 분석할 준비가 되어 있었던 셈이다.

아무리 연구자라 해도 위험천만한 신종 바이러스를 다루는 일이 쉬울 리는 없다. 주저함도 있었고 두려움도 있었다. 하지만 우리 연구단이 잘할 수 있는 일을 통해 적게나마 사회에 도움이 되어보자는 의견이 하나로 모아졌다.

우선 바이러스 샘플을 빨리 확보해야 했다. 동분서주하던 중에 노정혜 한국연구재단 이사장과 정은경 질병관리청장(당시 질병관리본부장)이 결정적 도움을 주었다. 2월 말에 샘플을 받아 분석을 시작할 때는 이미 대구에서 폭발적으로 환자가 늘고 있었다. 모든 실험을 한 치의 실수도 없이 진행해야 하는 급박한 상황이었다.

첫 실험은 샘플이 도착한 직후, 2월 21일 금요일 저녁 7시에 시작됐다. 필자는 실험을 맡은 김동완 연구원(제1저자)이 긴장된 표정으로 바이러스 RNA를 추출하는 것을 지켜보며 실험을 도와주었다. 그 후 모든 팀원이 주말도 잊고 실험과 분석에 매진해서 3월 중순에 논문을 제출할 수 있었다. 세계적 학술지인 《셀Cell》에서 신속하게 심사와 수정 과정을 마쳐주어서 4월 초에 논문이 발표되었다. 사스코로나바이러스-2 확산의 심각성 때문인지 논문은 이례적으로 빠르게 공개됐다. 학술지 측에서 논문 공개 시간을 저자에게 미리 알려주는 것이 일반적이지만, 논문이 온라인에 공개된 후에야 저자들이 알게 될 정도였다.

보통은 수개월 이상 걸릴 일을 이렇게 짧은 기간에 마칠 수 있었던 것은, 사실 수년에 걸쳐 미리 준비가 되어 있었기 때문이다. 무엇보다 연구단이 최신 차세대 염기서열 분석 장비를 갖추고 우수한 과학자를 미리 합류시켰기에 가능했던 일이다. 8년간 장기적으로 IBS 연구단을 운영할 수 있도록 과학기술정보통신부에서 지원해온 것이 든든한 토대가 되었다. 이번 연구가 바이러스의 약점을 찾아내고, 치료제나 백신을 개발하는 데 도움이 되기를 바란다.

안타깝게도 감염병 사태는 쉽게 끝나지 않을 듯하다. 여름이 와도 바이러스 감염력은 떨어지지 않았고, 최근 수도권을 중심으로 확진자 수가 크게 늘면서 우리 사회가 다시 혼란에 빠지고 있다. 게다가 이번 사태를 극복하더라도 이후에 또 다른 바이러스의 공격이 이어질 것이다. 위협적인 신종 바이러스가 언제든지 나타날 수 있다는 불안감 속에 살아가는 세상이 되어버렸다. RNA 연구단은 앞으로 나아갈 길을 고민하며, 바이러스 연구에 더 힘을 쏟기로 했다. 그에 필요한 새로운 실험시설(생물안전 3등급 실험실, BL3)도 구축하는 중이다. 더 분주해졌고, 해야 할 일도 많아졌지만, 지금 인류와 사회가 절실히 필요로 하는 연구에 우리의 시간과 노력을 바치는 것은 분명 가치 있는 일이다.

「IBS 코로나19 과학 리포트」는 과학적 사실을 시민들과 나누는 일이 얼마나 중요한 역할을 할 수 있는지 경험하는 기회가 되었고, 과학자들의 연구 내용이 더 널리 확산되어야 한다는 믿음을 주었다. 위기 앞에서 과학자와 시민이 굳게 손잡고 나아가는, 탄탄한 기초과학으로 언제나 준비된 대한민국이 되기를 희망한다.

# 고규영

전북대 의대에서 박사학위를 취득하고, 미국 코넬대와 인디애나주립대에서 박사후연구원으로 일했다. 전북대 의대 교수, 포스텍 생명과학과 교수로 역임했으며 현재는 IBS 혈관 연구단 단장이자 KAIST 의과학대학원 특훈교수로 재직 중이다. 혈관 및 림프관 연구 분야 세계적 권위자로 꼽힌다. 2007년 분쉬의학상, 2011년 경암상, 2012년 아산의학상, 2018년 호암의학상 등을 수상하며 세계적인 연구 업적을 인정받았다.

# 김빛내리

영국 옥스퍼드대에서 생화학 박사학위를 취득한 후 미국 펜실베이니아대 박사후연구원을 거쳐, IBS RNA 연구단 단장이자 서울대 생명과학부 석좌교수로 재직 중이다. 2007년 호암의학상, 2019년 아산의학상 등을 수상했으며 2010년 국가과학자로 선정됐다. 마이크로RNA 분야를 개척한 세계적 석학으로, 최근에는 사스코로나바이러스-2의 고해상도 유전자 지도를 처음으로 완성하며 전 세계의 주목을 받았다.

# 김연숙

충남대 의학과에서 박사학위를 취득했다. 삼성서울병원 전공의와 전임의를 거쳐 현재는 충남대 의대/의학전문대학원 교수이자 충남대학교병원 감염관리실장으로 재직 중이다. 전문 분야는 신종 바이러스, 인간면역결핍바이러스HIV 등으로 인한 감염질환이다. 메르스MERS 퇴치에 헌신적으로 노력한 공로로 2015년 보건복지부장관 표창을 수상한 바 있으며, 코로나19 사태에서도 중심에 서서 의료진을 진두지휘하고 있다.

## 김원준

KAIST 기술경영학부 교수이자 기술경영전문대학원 원장으로 재직 중이며, 과학기술정책과 기술경영에 대한 전문가로 한국과학기술단체총연합회 부회장, 아시아 혁신 및 기업가 정신 학회장 등을 맡고 있다. 재료공학 학사 및 석사를 각각 연세대와 서울대에서 취득한 뒤 서울대 기술정책대학원에서 박사학위를 받았다. 미국 예일대 박사후연구원, 뉴욕대 경제학과 겸임교수 등을 역임했다.

## 김호민

KAIST 생명과학과에서 박사학위를 취득했으며, 현재는 KAIST 의과학대학원 부교수로 재직 중이다. 구조 생물학 분야에서 혁신적 성과를 창출해 온 젊은 연구자로, 성장 잠재력이 검증된 젊은 연구자로 인정받아 2018년 IBS 바이오 분자 및 세포구조 연구단 단백질 커뮤니케이션 그룹의 CI Chief Investigator로 선정됐다. 2007년 신진과학자상, 2018년 젊은의학자부문 아산의학상을 수상했다.

## 명경재

서울대 동물학과를 졸업하고, 분자생물학 석사학위를 취득한 뒤 미국 브라운대에서 분자생물학 박사학위를 받았다. 미국국립보건원NIH 인간유전체연구소NHGRI 종신연구원으로 역임했으며, IBS 유전체 항상성 연구단 단장이자 UNIST 생명과학부 특훈교수로 재직 중이다. DNA 복구 및 게놈 안정성 연구 분야 석학으로 인류 최대의 관심사인 암·노화·진화에 대한 DNA 복제 및 손상 복구 과정을 분자 수준에서 규명하는 연구를 진행하고 있다.

## 박재형

전북대 의대를 졸업하고 울산대학교 대학원 의학과에서 박사학위를 취득했다. 서울아산병원, 전북대학교병원, 미국 클리브랜드클리닉에서 근무했으며 현재는 충남대학교병원 심장내과 교수이자 의료정보센터장으로 역임 중이다. 전문 분야는 폐 고혈압 및 대동맥 질환, 심장 관련 질환으로 대한심장학회 우수논문상, 한국심초음파학회 우수논문상 등을 수상했다.

## 안광석

서울대 생물교육과를 졸업하고, 미국 일리노이주립대(어바나-샴페인)에서 생리학 박사학위를 취득했다. 미국 스크립스연구소 및 존슨앤드존슨의 연구원으로 일했다. 고려대 생명과학부 교수를 거쳐 현재는 서울대 생명과학부 교수이자 IBS RNA 연구단 연구위원으로 재직 중이다. 주요 연구 분야는 면역학으로 바이러스의 면역 회피 메커니즘을 연구하고 있다. 2003년 젊은과학자상, 2007년 이달의과학기술자상 등을 수상했다.

## 이은이

연세대 화학과를 졸업하고, 연세대 의대를 거쳐 KAIST 의과학대학원에서 박사학위를 받았다. 신촌 세브란스병원, 아주대학병원에서 근무했다. 정신과 의사이자 신경과학자로 현재는 연세대의대 해부학교실 중개연구조교수이자 IBS 시냅스 뇌질환 연구단 초빙연구위원으로 있다.

## 이창준

미국 시카고대 화학과를 졸업하고, 컬럼비아대에서 신경생리학 박사학위를 받았다. 미국 에모리대 박사후연구원을 거쳐 한국과학기술연구원KIST에서 근무하며 신경교세포연구단장을 역임했다. 현재는 IBS 인지 및 사회성 연구단 인지 교세포과학 그룹 단장으로 재직 중이다. 교세포 분야 세계적 권위자로 2014년 장진 학술상, 2016년 경암학술상, 2017년 과학기술포장 등을 수상했다.

## 이흥규

미국 예일대에서 면역학 박사학위를 취득한 뒤, 박사후연구원으로 일했다. 현재는 KAIST 의과학대학원 부교수로 재직 중이다. 바이러스 및 알레르기 물질 등 외래 항원에 의한 선천성·후천성 면역체계의 작동 메커니즘을 연구하고 있다. 최근에는 선천 면역세포인 '호중구'와 면역반응을 억제하는 호르몬인 '당질코르티코이드'의 연관성을 규명하여 코로나19 환자의 중증 발전 여부를 예상할 수 있는 바이오마커(지표)를 발견한 연구로 주목받았다.

## 차미영

KAIST 전산학과에서 박사학위를 취득했으며, 독일 막스플랑크연구소에서 박사후연구원으로 일했다. 아시아인 최초로 페이스북 데이터사이언스팀 초빙교수로 근무했으며, 현재는 KAIST 전산학과 부교수이자 문화기술대학원 겸임교수로 재직 중이다. 2018년 IBS 수리 및 계산과학 연구단 데이터 사이언스 그룹 CI Chief Investigator로 선정됐다. 현재는 빅데이터 기반 가짜뉴스 탐지, 경제지표 분석 등 미래예측기술을 연구하고 있다.

# 차례

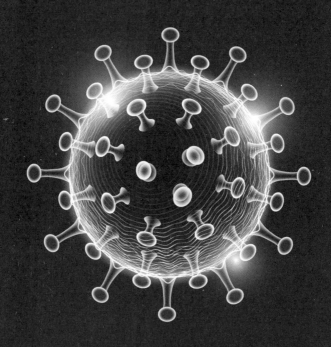

1부

# 신종 바이러스의
# 침투 경로와 방어 전략

# 01

# 사스코로나바이러스-2는
# 어떻게 폐렴을 유발하나

고규영 | 기초과학연구원 혈관 연구단 단장
양명진 | 기초과학연구원 혈관 연구단 연구원

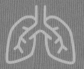

결국에는 인간이 승리하겠지만 신종 바이러스와 인류의 전쟁이 녹록지 않아 보인다. 보다 더 빨리 그리고 피해를 최소화하며 승리하기 위해 과학자들의 지혜와 역량을 결집해야 할 때이다.

2019년 12월 발생하여 2020년을 강타한 신종 바이러스에는 사스코로나바이러스-2SARS-CoV-2라는 이름이 붙었다. 2002년에 출현한 중증급성호흡기증후군SARS 코로나바이러스와 구조가 유사하기 때문이다. 사스코로나바이러스-2의 출현으로 사람에게 감염될 수 있는 코로나바이러스는 모두 일곱 종류가 되었다. SARS는 severe acute respiratory syndrom의 약어이다. 단어 뜻대로 감염된 사람에서 급성으로 호흡계(기관지와 폐)에 심한 병적 증상을 일으킨다는 것이다. 세계보건기구WHO는 사스코로나바이러스-2에 의한 질병명을 '코비드-19COVID-19: Coronavirus Disease-2019'라고 명명하기로 했다. 국내에서는 코로나바이러스감염증-19로 명칭하고 있으며 언론에는 주로 코로나19로 줄여서 통칭된다.

사스코로나바이러스-2는 감염자의 침이나 분비물을 통해 밀접 접촉자를 감염시킨다. 그 구조가 사스바이러스와 유사하지만, 전파 감염능력은 100~1,000배가량 높다는 보고가 있다. 감염능력이 높은 원인은 아직 정확히 밝혀지지 않았다. 현재 상황을 보면 감염자와 밀착생활을 하거나 잦은 접촉을 한 사람들이 주로 2차적으로 감염되고 있다. 문제는 코로나19의 증상이 SARS에 비해 심하지 않아 특이증상을 보이지 않는 무증상 감염자가 존재한다는 것이다. 이런 특성을 토대로 코로나19는 지역 전염병epidemic을 넘어 세계적 유행병pandemic으로 발전했다.

보통 바이러스는 감염기에 유전정보를 조금씩 바꿔가며 변이형태를 나타내기 때문에 언제 갑자기 '독종'이 생겨날지 모른다. 효과적인 치료제 및 백신 개발에 난항을 겪을 수도 있다. 이런 배경을 종합적으로 고려했을 때 바이러스와의 장기전에 대비해야 할 것으로 보인다.

## 사스코로나바이러스-2가 폐세포를 감염시키는 메커니즘

감염자의 침 또는 다른 분비물로 쏟아져 나온 사스코로나바이러스-2는 공기 중에 부유물로 떠 있거나 접촉물질(손잡이, 수건, 휴대폰 등) 면에 일정 시간 활성화된 상태로 존재한다. 만약 호흡기로 유입되는 바이러스의 수가 적다면 면역세포들이 공격하여 모두 섬멸할 수도 있다. 하지만 많은 수의 바이러스가 동시에 들어오면 면역세포 공격에도 한계가 있어 코로나19에 걸리게 된다.

코로나19에 심한 폐렴이 동반되는 이유는 사스코로나바이러스-2가 기관지의 섬모상피세포나 폐포 안의 2형 상피세포(Type Ⅱ 폐포상피세포)를 공격하기 때문이다(뒤의 그림). 이 세포들에는 사스코로나바이러스-2가 잘 달라붙도록 만드는 효소수용체가 다량으로 존재한다. 'ACE2', 'TMPRSS2' 등의 수용체가 사스코로나바이러스-2의 세포

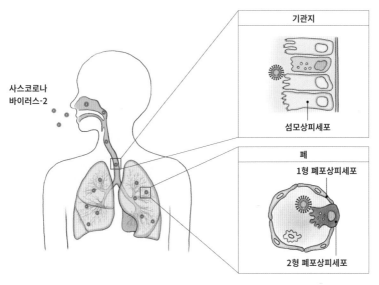

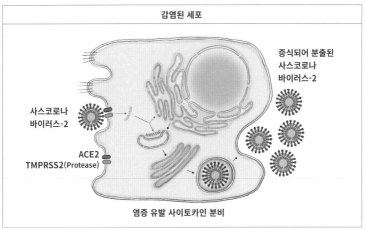

사스코로나바이러스-2의 세포 침투경로 및 증식확산 메커니즘. 사스코로나바이러스-2는 섬모상피세포나 2형$^{Type\,II}$ 폐포상피세포를 숙주로 삼는다. 이 세포들에는 사스코로나바이러스-2가 인지하여 결합하는 수용체인 ACE2와 세포 내 침투를 돕는 효소인 TMPRSS2가 다량으로 존재하여 바이러스의 침투에 취약하다. 이후 사스코로나바이러스-2는 침투한 세포의 자원과 시스템을 탈취하여 증식하고, 감염된 세포 밖으로 분출된다.

내 침투능력을 강화해준다(사스코로나바이러스-2의 세포 침투에 대해서는 02장에서 자세히 소개할 예정이다).

숨을 쉬는 동안 침투한 이물질이나 병원균은 기관지의 섬모상피세포에 있는 점막에 붙는다. 섬모상피세포는 이름 그대로 다수의 섬모를 가지고 있어, 점막에 붙어 있는 사스코로나바이러스-2를 비롯한 병원균을 입과 코 쪽으로 배출시킨다. 그러나 섬모상피세포의 섬모운동만으로 한꺼번에 많은 바이러스를 내쫓기에는 한계가 있다. 게다가 흡연, 먼지, 건조한 날씨, 낮은 온도 등은 섬모운동을 저하시킨다. 건조하고 추운 겨울에는 섬모운동이 저하되기 때문에 코로나19를 비롯한 인플루엔자 바이러스성 감염병이 증가한다. 마스크를 착용하는 것은 사스코로나바이러스-2가 코나 입을 통해 전파되는 것을 막는 동시에 기관지의 적당한 습도를 유지시켜 섬모운동을 원활하게 하는 데 도움을 주기도 한다.

다른 바이러스와 마찬가지로 사스코로나바이러스-2는 숙주 세포의 자원과 시스템을 탈취하여 왕성하게 증식하며 감염된 세포 밖으로 분출된다. 이때 기하급수적으로 증식된 바이러스들이 빠져나와 주변의 건강한 섬모상피세포와 2형 폐포상피세포들로 급속히 침투한다. 감염된 세포들은 강한 염증을 유발하는 사이토카인 물질을 분비하며 염증세포로 변하게 된다.

2형 폐포상피세포의 본래 기능은 계면활성제surfactant를 분비하여 폐포를 팽팽하게 유지하는 동시에 1형Type I 폐포상피세포를 통한 가

스교환이 원활하도록 만드는 데 있다. 사스코로나바이러스-2의 공격을 받은 2형 폐포상피세포들이 염증세포로 변하고, 주 기능을 상실하면서 폐에 염증(폐렴)이 생기고, 이에 따라 2차적 증상(열, 기침, 호흡곤란 등)이 발생하는 것이다. 우리 몸엔 사스코로나바이러스-2의 침투와 확산을 막는 면역시스템과 폐세포의 재생시스템이 있다. 이 시스템이 제대로 유지되고 작동하도록 해야 감염 시 증상을 완화할 수 있을 것이다. 면역작용은 우리 몸의 최전선에서 바이러스를 방어하고 공격하는 가장 효율적인 시스템이다. 02장에서 이에 대한 자세한 이야기를 다뤄보도록 하겠다.

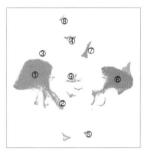  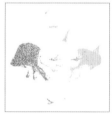

① 2형 폐포상피세포(Alveolar Type II cell)
② 1형 폐포상피세포(Alveolar Type I cell)
③ 상피세포(Epithelical cell)
④ 혈관내피세포(Blood endothelial cell)
⑤ 림프관내피세포(Lymphatic endothelial)
⑥ 대식세포(Macrophage)
⑦ 단핵구(Monocyte)
⑧ 기질세포(Stromal cell)
⑨ T 세포(T cell)

양명진 연구원은 공개된 GSE122960 유전정보에 근거해 성인 8명에게서 채취한 4만 1,082개 폐세포의 단일 세포 유전자발현을 분석했다. 사스코로나바이러스-2가 인지하는 효소 중 하나인 ACE2(가운데 그림)는 2형 폐포상피세포에서만 특이하게 발현되는 반면, 바이러스 단백질을 가공하여 세포 내 침입을 가속화하는 효소인 TMPRSS2(오른쪽 그림)는 폐 상피세포 전반에 걸쳐 높게 발현(붉은 점)되는 양상을 보인다.

02

# 바이러스의 구조적 특징과
# 침투 경로를
# 차단하는 치료 전략

김호민 | 기초과학연구원 바이오분자 및 세포구조 연구단 CI

2019년 12월 하순. 중국 우한지역에서 원인불명의 폐렴환자가 늘어남에 따라 중국 질병예방통제센터CCDC와 의료진 및 과학자들은 신속하게 신종 질병 대응연구팀을 구성했다. 대응팀은 환자의 기관지 폐포 세척액을 분석해 신종 코로나바이러스SARS-COV-2를 발견하고, 전자현미경 사진과 해독한 바이러스의 유전체 서열 전체를 학계에 빠르게 발표했다(Lu et al., 2020; Wu et al., 2020; Zhou et al., 2020; Zhu et al., 2020). 최초 확진자가 발생한 지 겨우 한 달 만의 일로, 이를 토대로 전 세계 과학자들이 많은 연구결과를 내놓고 있다.

코로나바이러스는 계절유행성 감기를 유발하는 바이러스 중 하나

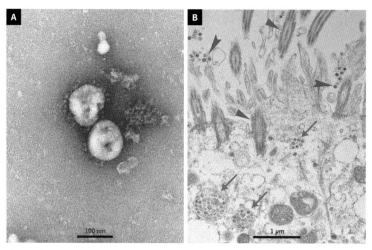

폐렴환자로부터 분리한 사스코로나바이러스-2를 투과전자현미경TEM으로 관찰한 이미지(A)와 사스코로나바이러스-2에 감염된 사람 호흡기 상피세포의 전자현미경 이미지(B). 섬모(파란색), 세포 외 바이러스입자(빨간색), 봉입체(바이러스 덩어리, 초록색)의 모습을 관찰할 수 있다(Zhu et al., 2020).

다. 하지만 가볍게 여길 것은 결코 아니다. 그간 대규모 감염사태가 벌어졌던 2002년 사스SARS(중증급성호흡기증후군)와 2015년 메르스 MERS(중동호흡기증후군)의 원인 역시 코로나바이러스였다. 이번에 발견된 사스코로나바이러스-2도 빠른 전파와 함께 심각한 호흡기증후군 증상을 나타내는 환자 수가 늘어나면서 전 세계적으로 큰 사회적 문제를 야기하고 있다.

## 스파이크단백질과 단백질가위의 합작으로 침투하기

코로나바이러스를 투과전자현미경TEM으로 관찰하면, 바이러스 막 표면에 돌기형태의 단백질(스파이크단백질)이 촘촘히 달려 있는 구조를 볼 수 있다. 그 형태가 태양의 코로나와 비슷해 코로나바이러스라는 이름이 붙었다. 축구화 밑바닥의 스파이크가 미끄러짐을 방지하는 것처럼, 스파이크단백질은 숙주세포와 강하게 결합하여 바이러스가 숙주세포로 빠르게 침투하도록 지지해준다.

공격과 수비 포지션에 따라 축구화 스파이크 개수와 모양이 다르 듯, 사스바이러스와 메르스바이러스의 스파이크단백질 모양은 서로 다르다. 이 모양 차이에 따라 두 바이러스는 서로 다른 수용체를 활용해 숙주세포와 결합한다. 사스바이러스는 'ACE2Angiotensin Converting Enzyme2', 메르스바이러스는 'DPP4Dipeptidyl Peptidase4'(또는 CD26)를 수용체로 활용한다(Cui et al., 2019).

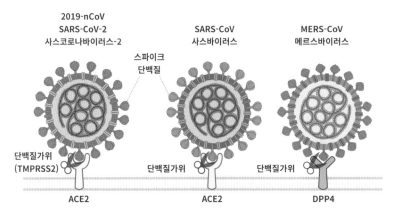

2019-nCoV
SARS-CoV-2
사스코로나바이러스-2

SARS-CoV
사스바이러스

MERS-CoV
메르스바이러스

스파이크
단백질

단백질가위
(TMPRSS2)

ACE2

단백질가위

ACE2

단백질가위

DPP4

인간 세포

세포 속으로 침투하기 위한 첫 단계로 코로나바이러스는 표면에 위치한 스파이크단백질을 이용해 숙주세포의 수용체와 결합한다. 사스코로나바이러스-2와 사스바이러스는 ACE2를, 메르스바이러스는 DPP4를 수용체로 활용한다. 바이러스가 숙주세포와 결합하면 단백질가위(사스코로나바이러스-2의 경우 TMPRSS2)가 스파이크단백질의 일부분을 자르고, 비로소 바이러스가 세포 내로 침투한다.

 2020년 2월 19일 극저온전자현미경Cryo-EM 분석을 통해 사스코로나바이러스-2의 입체 구조가 밝혀졌다. 3차원 분자구조 분석 결과 사스코로나바이러스-2와 사스바이러스의 스파이크단백질이 상당히 비슷한 형태를 가지고 있음이 확인됐다(Walls et al., 2020; Wrapp et al., 2020). 이러한 형태적 유사성 때문에 사스코로나바이러스-2 역시 ACE2 수용체를 통해 숙주세포의 표면에 강하게 부착한다는 사실이 밝혀졌고, 스파이크단백질과 ACE2의 결합체의 분자구조도 최근 밝혀졌다(Zhou et al., 2020, Yan et al., 2020).

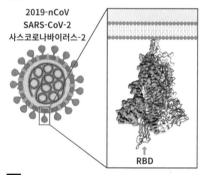

A

2019-nCoV
SARS-CoV-2
사스코로나바이러스-2

RBD

SARS-CoV-2
스파이크단백질

RBD

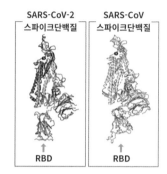

SARS-CoV
스파이크단백질

RBD

B

2019-nCoV
SARS-CoV-2
사스코로나바이러스-2

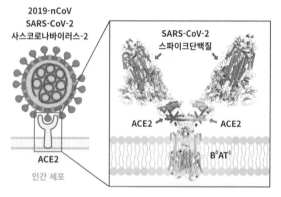

SARS-CoV-2
스파이크단백질

ACE2

ACE2

ACE2

B⁰AT¹

인간 세포

극저온전자현미경$^{Cryo-EM}$을 통해 사스코로나바이러스-2의 3차원 분자구조를 분석한 결과 스파이크단백질 3개가 모여 하나의 덩어리를 이룬 모습이 드러났다. 사스코로나바이러스-2와 사스바이러스의 스파이크단백질 구조가 매우 유사함을 확인할 수 있다(A). RBD$^{Receptor-Binding\ Domain}$는 ACE2 수용체와 결합하는 부분으로, 사스코로나바이러스-2가 가진 3개의 RBD 중 하나의 RBD만 세포 표면의 ACE2와 처음 결합하는 데 활용된다(B). 바이러스는 RBD를 위아래로 자유롭게 움직이며 세포와의 결합력을 높인다(Wrapp et al., 2020; Yan et al., 2020).

스파이크단백질을 통한 사스코로나바이러스-2와 숙주세포의 결합이 바이러스가 세포에 침투했다는 것을 의미하지는 않는다. 결합 이후 숙주세포에 존재하는 단백질가위가 스파이크단백질의 일부분을 자른 뒤에야 비로소 바이러스가 세포 내로 침투한다. 사스코로나바이러스-2의 경우 호흡기세포막에 있는 'TMPRSS2'를 단백질가위로 사용한다는 것이 밝혀졌다(Hoffmann et al., 2020).

향후 자세한 후속연구가 필요하겠지만, 사스코로나바이러스-2가 사스바이러스보다 더 빠르게 전염·확산되는 이유도 나왔다. 사스바이러스와 다르게 사스코로나바이러스-2가 숙주세포의 ACE2에 더 강하게 결합하고, 스파이크단백질의 일부분이 단백질가위로 더 쉽게 잘리도록 변형이 되어 있는 것이 그 원인으로 꼽힌다.

## '가짜 스파이크단백질'과 '가짜 수용체'를 통한 예방과 치료

앞서 설명한 것처럼 코로나바이러스와 숙주세포의 결합은 바이러스 감염의 첫 번째 길목이다. 연구자들은 이 길목을 차단하는 전략을 백신이나 초기 치료제 개발에 활용한다. 미국 제약회사 모더나 Morderna가 2020년 2월 24일 개발했다고 발표한 사스코로나바이러스-2 백신 후보물질 mRNA(전령RNA)-1273이 그 사례이다.

mRNA-1273 백신은 스파이크단백질의 유전정보를 담은 mRNA

를 주사함으로써, 사스코로나바이러스-2의 스파이크단백질과 똑같이 생긴 '가짜 스파이크단백질'이 우리 몸에서 스스로 생성되도록 한다. 이것을 이용하여 우리 몸속 면역세포들이 바이러스와 싸울 수 있는 항체를 스스로 만들어내는 원리이다. 외부에서 가짜 스파이크단백질을 직접 제조해 몸으로 투여할 수도 있지만, 이 경우에는 백신 개발에 더 오랜 기간이 필요하다. 반면, 모더나는 25일 만에 구조설계 및 시험생산까지 완료했고, 2020년 4월 임상 1상에 돌입한다고 미국 국립보건원[NIH] 산하 국립알레르기감염병연구소[NIAID]는 밝혔다.

mRNA-1273이 가짜 스파이크단백질을 만든다면, '가짜 수용체'를 만드는 전략도 있다. 중국에서 개발했다고 밝힌 코로나19의 초기 치료제 후보물질은 '재조합 ACE2'이다. 외부에서 ACE2 수용체를 제작한 뒤 몸속으로 주입하는 원리로, 사스코로나바이러스-2를 중화한다는 의미에서 중화 단백질의약품이라고도 부른다. 이는 유입된 바이러스가 재조합 ACE2를 진짜 수용체로 인식하여 결합하도록 만든다. 가짜 수용체와 결합한 바이러스는 자연스레 사멸한다.

사스바이러스와 사스코로나바이러스-2의 스파이크단백질 구조가 유사하다는 점에 착안해 기존에 개발되고 있던 사스바이러스 중화 단백질의약품 중 일부를 코로나19 치료제로 활용하고자 하는 시도도 이뤄지고 있다. 국내 연구진(한국화학연구원 CEVI융합연구단)도 최근 이 전략을 제시했다. 연구진은 컴퓨터를 이용한 분자구조 시뮬레이션을 통해 기존 사스 중화항체 2개와 메르스 중화항체 1개가 사스코로나바이러스-2와 결합할 수 있을 것으로 예측한 결과를 2020년 2월 27일 학술논문 사전공개 사이트ᵇⁱᵒᴿˣⁱᵛ에 발표했다(Park et al, 2020).

앞서 소개한 백신 및 치료제 개발 사례는 사스코로나바이러스-2 가 세포 속으로 침투하는 첫 번째 길목을 차단하는 효과적인 전략이 다. 하지만 바이러스가 세포 내부로 이미 들어와서 증식이 일어나면 이 전략만으로는 부족하다. 바이러스의 세포 내 증식 원리에 기반을 둔 또 다른 치료전략에 대해서는 04장에서 다뤄보겠다.

**참고문헌**

· Cui, J., F. Li and Z. L. Shi. 2019. "Origin and evolution of pathogenic coronaviruses." *Nat Rev Microbiol*, 17: 181~192.

· Hoffmann, M., H. Kleine-Weber, S. Schroeder, N. Kruger, T. Herrler, S Erichsen, T. S. Schiergens, G. Herrler, N-H. Wu, A. Nitsche, M. A. Muller, C. Drosten and S. Pohlmann. 2020. "SARS-CoV-2 cell entry depends on ACE2 and TMPRSS2 and is blocked by a clinically-proven protease inhibitor." *Cell*, DOI: 10.1016/j.cell.2020.02.052.

· Lu, R., X. Zhao, J. Li, P. Niu, B. Yang, H. Wu, W. Wang, H. Song, B. Huang, N. Zhu et al. 2020. "Genomic characterisation and epidemiology of 2019 novel coronavirus: implications for virus origins and receptor binding." *Lancet*, 395: 565~574.

· Park, T., S.-Y. Lee, S. Kim, M. J. Kim, H. G. Kim, S. Jun, S. I. Kim, B. T. Kim, E. C. Park and D. Park 2020. "Spike protein binding prediction with neutralizing antibodies of SARS-CoV-2." *bioRxiv*, 2020.2002.2022.951178.

· Walls, A. C., Y-J. Park, M. A. Tortorici, A. Wall, A. T. McGuire and D. Veesler. 2020. "Structure, Function and antigenicity of the SARS-CoV-2 spike glycoprotein," *Cell*, DOI: 10.1016/j.cell.2020.02.058.

· Wrapp, D., N. Wang, K. S. Corbett, J. A. Goldsmith, C. L. Hsieh, O. Abiona, B. S. Graham and J. S. McLellan. 2020. "Cryo-EM structure of the 2019-nCoV spike in the prefusion conformation." *Science*, 367(6483): 1260~1263.

· Wu, F., S. Zhao, B. Yu, Y. M. Chen, W. Wang, Z. G. Song, Y. Hu, Z. W. Tao, J. H. Tian, Y. Y. Pei et al. 2020. "A new coronavirus associated with human respiratory disease in China." *Nature*, 579: 265~269.

· Yan, R., Y. Zhang, Y. Li, L. Xia, Y. Guo and Q. Zhou. 2020. "Structural basis for the recognition of the SARS-CoV-2 by full-length human ACE2." *Science*, DOI: 10.1126/science.abb2762

· Zhou, P., X. L. Yang, X. G. Wang, B. Hu, L. Zhang, W. Zhang, H. R. Si, Y. Zhu, B. Li, C. L. Huang et al. 2020. "A pneumonia outbreak associated with a new coronavirus of probable bat origin." *Nature*, 579: 270~273.

· Zhu, N., D. Zhang, W. Wang, X. Li, B. Yang, J. Song, X. Zhao, B. Huang, W. Shi, R. Lu, et al. 2020. "A novel coronavirus from patients with pneumonia in China, 2019." *N Engl J Med*, 382: 727~733.

03

바이러스로 코로나바이러스를 잡는다:

# 유전자가위로
# 바이러스 RNA 절단

명경재 | 기초과학연구원 유전체 항상성 연구단 단장

사스코로나바이러스-2SARS-CoV-2는 RNA(리보핵산) 계통의 바이러스이다. 숙주의 세포에 자신의 RNA를 주입한 후 바이러스의 RNA를 복제하는 RNA 중합효소를 생산하여 개체수를 늘린다. 인간 세포에 침입한 바이러스 개체수가 증폭되면 감염병 증상이 뚜렷해지고 외부 전파 확률도 높아진다.

사스코로나바이러스-2의 RNA 복제를 차단한다면 효과적인 치료 전략이 될 것이다. 미국, 중국에 이어 국내에서도 임상시험에 들어간 미국 제약회사 길리어드의 '렘데시비르Remdesivir'가 RNA 중합효소를 억제해 바이러스의 복제를 막는 치료 후보물질이다. 에볼라 바이러스 치료제로 임상시험이 진행되던 중 개발이 중단되었던 항바이러스제로 최근 새롭게 조명을 받고 있다. 바이러스의 RNA 복제를 더 원천적으로 막을 수 있는 전략도 있다. 유전자가위로 RNA를 잘라내고 파괴하는 것이다.

## 크리스퍼 유전자가위는 어떻게 작동하나

유전자가위는 생명체의 특정 유전물질을 인지하여 절단하는 인공 효소(단백질)이다. 세포의 DNA 염기서열 특정부위를 잘라내거나 다른 유전자로 교체할 수 있는 생명공학 기술이다. 유전질환을 일으키는 유전자를 교정하면 병을 근본적으로 치료할 수 있는 데다 농축산물의 성질을 쉽게 바꿀 수 있기 때문에 전 세계 생명과학자들이 치열

하게 연구하고 있다. 가장 널리 활용되는 최신 기술이 '크리스퍼-카스 CRISPR-Cas system' 유전자가위이다.

박테리아가 자신을 공격하는 바이러스(박테리오파지)를 방어하려고 진화시킨 면역체계가 크리스퍼이다. 박테리아는 침입자(바이러스)의 DNA 정보를 자신의 DNA에 문신처럼 새겨 넣고(이 부위를 크리스퍼라 한다), 이 정보를 바탕으로 박테리오파지가 다시 공격해 오면 적의 DNA를 찾아내 파괴한다. 박테리아는 침입자의 DNA를 추적하는 RNA를 만들어 표적(타깃)을 찾아내며, 이어 가위 역할을 하는 절단효소인 카스9 단백질로 적의 DNA를 잘라낸다.

인공적으로 만든 유전자가위도 세균의 면역시스템과 마찬가지로 타깃을 찾는 가이드RNA와 절단효소로 구성된다. 절단효소(단백질 가위)에 따라 크리스퍼 유전자가위는 몇 가지 종류로 나뉘는데 크리스

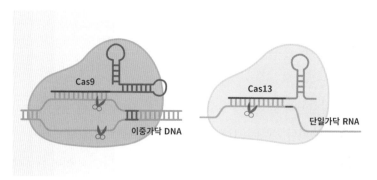

크리스퍼 유전자가위는 절단 효소에 따라 몇 가지 종류로 나뉜다. 많이 알려진 크리스퍼-카스9[Cas9](왼쪽)은 이중가닥 DNA를 절단하는 반면, 크리스퍼-카스13[Cas13]은 단일가닥 RNA를 절단하는 등 종류에 따라 교정하고자 하는 표적이 다르다.

퍼-카스9CRISPR-Cas9가 대표적이다. 카스12, 카스13 등 다른 절단효소를 장착한 유전자가위(크리스퍼-카스12, 크리스퍼-카스13)도 있다.

## RNA 유전자가위, 코로나19 치료제가 될 가능성

카스13은 DNA가 아니라 RNA를 표적으로 삼는 것이 특징이다. 2017년 미국 연구진은 RNA를 자를 수 있는 유전자가위인 '크리스퍼-카스13'을 개발했다(Abudayyeh et al., 2017). RNA 유전자가위가 등장한 이후 RNA형 바이러스를 퇴치할 수 있는 새로운 수단으로 주목받고 있다.

크리스퍼-카스13을 이용하면 코로나바이러스처럼 RNA로 증식하는 바이러스의 공격을 차단할 가능성이 있다. 2019년 유전자가위로 RNA형 바이러스를 막을 수 있다는 논문이 발표되었다. 미국 연구진은 컴퓨터 시뮬레이션을 이용해 사람에게 감염을 일으킬 수 있는 수백 개의 단일가닥 RNAssRNA 바이러스 중 크리스퍼-카스13으로 제거할 수 있는 바이러스를 탐색했다. 그 결과 A형 인플루엔자바이러스IAV, 림프구성 맥락수막염바이러스LCMV, 수포성 구내염바이러스VSV 등 3개 바이러스에 효과가 있을 것으로 분석했고 이를 실험으로 증명했다(Freije et al., 2019).

기초과학연구원IBS 유전체 항상성 연구단은 최근 이 아이디어에 착안해 크리스퍼-카스13으로 사스코로나바이러스-2의 증식을 차단할 수 있는 연구를 울산과학기술원UNIST 교수진과 함께 진행하고 있다. 유전자가위는 광범위하게 연구되고 있으나 아직 사람의 질환치료에 직접 활용된 적은 없다. 짧은 기간에 치료제로 개발되기는 어렵겠지만 근본적 치료법 중 하나가 될 수 있을 것이다.

## 바이러스를 이용하여 바이러스를 제압한다

IBS 연구진은 사스코로나바이러스-2를 공격하기 위해 '이이제이以夷制夷 전략'을 적용할 계획이다. 이는 오랑캐를 오랑캐로 제압하듯이 환자의 몸 안에 바이러스를 보내 바이러스를 잡는 치료기술이다.

연구진은 사스코로나바이러스-2의 RNA를 자르는 유전자가위를 환자의 세포에 전달하기 위해 아데노부속바이러스AAV: Adeno-Associated Virus를 사용할 계획이다. AAV는 유전자 치료에 활용하는 바이러스성 운반체Vector 중 가장 안전하다고 알려져 있다. 유전자 치료 시 환자 몸으로 치료용 유전물질을 전달하는 운반체가 필수이다. AAV와 같은 바이러스성 물질이 그 역할을 한다. AAV에 크리스퍼-카스13을 실어 감염 부위 세포에 성공적으로 운반하면, 세포 안에서 합성된 가이드RNA가 바이러스를 찾아내고, 카스13이 침입자의 RNA를 잘라버리는 순서로 진행된다. AAV에 가이드RNA와 카스13의 유전정보가 실리며, 실제 합성은 AAV가 세포 안에 들어간 뒤 일어난다. 카스13을 완성된 단백질 형태로 전달하는 방법도 있다.

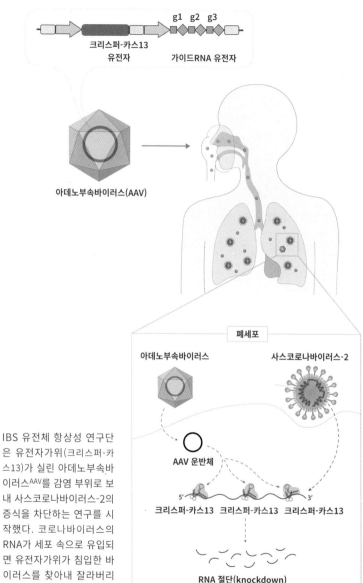

g1 g2 g3

크리스퍼-카스13
유전자

가이드RNA 유전자

아데노부속바이러스(AAV)

폐세포

아데노부속바이러스

사스코로나바이러스-2

AAV 운반체

5'

3'

크리스퍼-카스13   크리스퍼-카스13   크리스퍼-카스13

IBS 유전체 항상성 연구단은 유전자가위(크리스퍼-카스13)가 실린 아데노부속바이러스AAV를 감염 부위로 보내 사스코로나바이러스-2의 증식을 차단하는 연구를 시작했다. 코로나바이러스의 RNA가 세포 속으로 유입되면 유전자가위가 침입한 바이러스를 찾아내 잘라버리는 원리이다.

RNA 절단(knockdown)

게다가 AAV는 사스코로나바이러스-2가 감염을 일으키는 부위인 폐에 잘 진입하는 운반체여서 크리스퍼-카스13 유전자가위를 안전하게 수송하는 데 안성맞춤이다. 환자의 폐세포 안에서 생산된 유전자가위들이 코로나바이러스의 RNA를 자르고, 결과적으로 바이러스의 증폭을 막을 수 있다.

미국과 이탈리아 공동연구팀도 지난 2월 18일 크리스퍼-카스13 유전자가위를 이용한 치료법 개발에 나섰다고 밝혔다. 연구팀은 코로나19 환자 19명의 RNA 유전정보를 분석했으며, 바이러스를 복제하는 유전정보를 담고 있는 부위와 스파이크 단백질에 관여하는 부위를 동시에 표적으로 삼는 유전자가위를 사용할 것이라고 밝혔다. 연구진에 따르면 크리스퍼-카스13은 가이드RNA를 손쉽게 디자인할 수 있는 특징이 있으며, 이에 따라 사스코로나바이러스-2의 다양한 염기서열을 목표로 삼으면서 인간 유전체에는 영향을 주지 않는 가이드RNA 1만 333개를 설계했다. 이 연구팀도 유전자가 가위를 세포 속까지 전달하는 수단으로 AAV를 사용한다(Nguyen et al., 2020).

사스코로나바이러스-2를 퇴치하려면 백신 개발이 급선무이다. 다행히 3차원 단백질 구조가 규명되고, 몇몇 기업에서 임상시험에 돌입한다는 기쁜 소식도 전해진다. 백신 개발과 더불어 감염된 환자를 치료할 수 있는 치료제 개발 역시 필요하다. 임상시험 중인 후보물질 중에서 효과적인 치료제가 신속히 나오길 기대한다. 코로나바이러스와 같은 RNA형 바이러스는 변이를 쉽게 하므로 기존 약물의 포위망을 빠져나갈 수 있다. 변신에 능한 RNA 바이러스에 대항하려면 바이러스 유전자의 여러 부위를 공격할 수 있는 RNA 유전자가위가 대안이 될 수 있다. 다만 유전자가위는 여러 단계를 거쳐야 환자에 적용할 수 있다. 유전자가위를 탑재한 AAV를 개발한 뒤 치료법 개발을 위해 여러 전문가들의 협조가 필요하다. 바이러스 연구자, 임상적 안정성을 시험할 의료인, 안전한 치료제를 대량생산할 수 있는 기업이 모두 힘을 합쳐야 새로운 치료전략을 실현할 수 있을 것이다.

**참고문헌**

· Abudayyeh. O. O., J. S. Gootenberg, P. Essletzbichler et al.. 2017. "RNA targeting with CRISPR-Cas13." *Nature*, 550(7675): 280~284.
· Freije. C. A., C. Myhrvold. C. K. Boehm et al.. 2019. "Programmable inhibition and detection of RNA viruses using Cas13." *Mol Cell*, 76(5): 826~837.
· Nguyen, T. M., Y. Zhang and P. P. Pandolfi. 2020. "Virus against virus: a potential treatment for 2019-nCov(SARS-CoV-2) and other RNA viruses." *Cell Res*, 30: 189~190.

04

# 세포 내 증식 원리에
# 기반을 둔 치료 전략

김호민 | 기초과학연구원 바이오분자 및 세포구조 연구단 CI

2020년 2월, 영화 <기생충>이 아카데미 4관왕을 달성했다는 소식으로 전 국민이 함께 열광했다. 아쉽게도 코로나19가 국내에 확산되면서 기쁨을 오랫동안 누리지는 못했다. 영화에서 기태(송강호 분)는 박 사장 집에 기생하기 위한 계획을 세우는 아들을 흐뭇하게 바라보며 한마디를 던진다. 최근 속속 규명되고 있는 코로나바이러스의 생활사, 그리고 치료제 개발을 위해 고군분투 중인 과학자들의 모습을 보며 이 명대사가 다시 떠오른다. "너는 계획이 다 있구나."

## 바이러스의 계획: 숙주세포의 자원을 활용해 증식한다

코로나19의 원인인 사스코로나바이러스-2는 생명체는 아니지만 기생충과 다를 바 없다. 다른 바이러스나 기생충과 마찬가지로, 그리고 영화 속 기태네 가족들처럼 부유한(?) 숙주의 온갖 자원들을 제 것마냥 활용한다.

홀로 증식이 불가능한 바이러스는 숙주세포에 침입하여 숙주의 여러 시스템과 재료를 빌려 사용한다. 사스코로나바이러스-2는 표면에 있는 스파이크단백질로 숙주세포에 달라붙은 후, 세포가 가진 단백질가위를 활용해 자신의 스파이크단백질을 일부 잘라낸다. 이로써 바이러스막과 세포막이 융합된다(10장 참고). 이때 바이러스막 속에 보관되어 있던 RNA 게놈positive-sense single-stranded RNA이 숙주세포 안으로 침투하여 본격적인 증식활동을 벌인다. 이때부터 침입자가

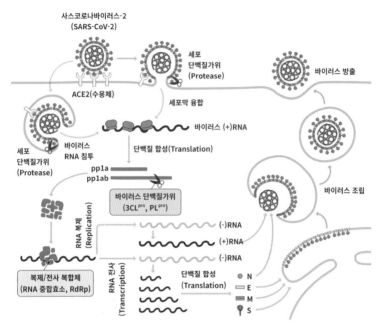

사스코로나바이러스-2의 세포 내 증식 메커니즘. 사스코로나바이러스-2의 RNA가 세포 내로 유입되면, 가장 먼저 pp1a^polypeptide 1a와 pp1ab^polypeptide 1ab라고 부르는 단백질 덩어리를 만든다. 이들 덩어리는 3CL^PRO(3C-like protease), M^pro(또는 Nsp5))와 PL^PRO(Papain-like proteinase, Nsp3) 단백질가위가 여러 조각으로 자르고, RNA 중합효소인 RdRp^RNA-dependent RNA polymerase, Nsp12가 복제와 전사를 시작한다(de Wit et al., 2016; Zumla et al., 2016).

주인노릇을 하고 자원을 강탈당한 주인(세포)은 서서히 죽음을 맞이한다.

바이러스는 우선 RNA 게놈 정보와 숙주세포의 단백질 합성경로를 활용하여 바이러스 증식을 위해 필수적인 단백질을 생산한다. 가장 먼저 pp1a, pp1ab라고 부르는 단백질 덩어리를 만든다. 이 덩어리들을 바이러스가 만들어낸 단백질가위(3CL^pro 그리고 PL^pro)가 여러 조각(Nsp1~Nsp16)으로 잘게 쪼개면서 비로소 기능을 갖는다(de Wit et al., 2016; Perlman and Netland, 2009; Wu et al., 2020). 마치 프라모델 장난감을 만들기 위해서 부품 하나하나를 가위로 잘라낸 후 조립하는 것과 비슷한 원리이다.

조각난 Nsp[Non structural protein](비구조단백질)들은 서로 협동하여 바이러스 RNA 게놈의 복제[Replication]와 전사[Transcription]가 일어나도록 한다. 특히 비구조단백질 중 하나인 RNA 중합효소 RdRp(Nsp12)는 Nsp7, Nsp8 등과 함께 많은 수의 바이러스 RNA(유전체 RNA)를 복제한다. 유전체가 되는 RNA만 있다고 바이러스 입자가 완성되지는 않는다. 복제된 RNA를 보호할 피막과 스파이크 등 각종 구성품이 필요하다.

그래서 RNA 중합효소는 여러 구성품을 만들기 위해 수많은 RNA 전사체(유전체 RNA와 구분하기 위해 하위유전체 RNA라고 부른다)를 생산한다. 이제 RNA 전사체들은 숙주세포의 단백질 합성경로를 활용하여 스파이크단백질을 비롯하여 외피단백질(E), 막단백질(M), 뉴클리오캡시드 단백질(N)들을 만들어낸다. 복제된 유전체 RNA들은 이러한 단백질과 합체하여 비로소 완성체인 바이러스 입자가 되고, 이후 세포 밖으로 나간다. 증식된 바이러스들은 세포 밖으로 나가는 마지막 순간까지 숙주세포의 막 성분과 물질 분비시스템을 빌려 쓴다. 방출된 바이러스들은 다른 세포들에 침투하여 다시 왕성한 증식 활동을 벌인다.

## 연구자들의 계획:
## 바이러스 증식 기능을 차단하는 치료전략

바이러스만 계획이 있는 것이 아니다. 이렇게 복잡한 바이러스의 증식 원리를 연구하는 이유는 이를 바탕으로 바이러스 치료제를 개발하기 위해서이다. 사스코로나바이러스-2만을 콕 집어 증식을 억제하는 새로운 형태의 신약을 개발할 수 있다면 가장 이상적이겠지만, 지금은 전 세계적으로 바이러스가 급속하게 퍼지고 있는 긴급 상황이다. 신약개발을 위해서는 오랜 시간과 많은 비용과 노력이 필요하기에 이를 최대한으로 단축하기 위해 기존에 환자에게 사용되던 다른 바이러스 치료약물이나 개발하고 있던 신약 후보물질 중 사스코로나바이러스-2에 치료효과가 있는 것을 빠르게 찾는 시도(약물 재창출Drug Repurposing)가 이뤄지고 있다(Harrison, 2020).

특히 기존 RNA 바이러스(에이즈바이러스, 에볼라바이러스, 독감바이러스 등) 치료제들 중 바이러스 단백질가위 또는 RNA 중합효소의 작용을 억제하여 바이러스 증식을 막는 약물을 중심으로 약물 재창출 연구가 많이 진행되고 있다. 이들 중 몇 가지는 코로나19 환자에서 치료효과와 독성을 검증하는 임상시험이 진행 중이다(Li and De Clercq, 2020; Zumla et al., 2016). 대표적인 것이 에이즈 치료제인 애브비사의 칼레트라Kaletra와 에볼라 치료제로 개발 중이던 길리어드사의 렘데시비르Remdesivir이다.

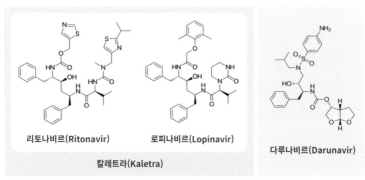

리토나비르(Ritonavir)    로피나비르(Lopinavir)

다루나비르(Darunavir)

칼레트라(Kaletra)

에이즈 치료제인 칼레트라는 리토나비르와 로피나비르의 혼합물로 바이러스 단백질가위
와 결합해 바이러스의 증식을 차단한다. 다루나비르 역시 단백질가위의 기능을 차단하는
에이즈 치료제이다.

칼레트라는 경구투여가 가능한 약물로 리토나비르Ritonavir와 로피
나비르Lopinavir의 혼합물이다. 에이즈바이러스의 단백질가위에 결합
하여 작용을 억제하는 약물로 단백질구조 기반 약물 개발의 초기 성
공사례 중 하나이다. 에이즈바이러스의 단백질가위와 최초 개발된 저
해제 리토나비르의 결합구조가 밝혀진 뒤, 그 분자구조를 바탕으로
효능을 더 개선시킨 로피나비르가 개발됐다. 하지만 약물대사가 빨라
로피나비르 단독으로 쓰기보다는 리토나비르/로피나비르 혼합물로
임상 승인을 받았고, 이것이 현재 대표적인 에이즈 치료제로 사용되
는 칼레트라이다(Kempf et al., 1995; Sham et al., 1998).

최근 발표된 사스코로나바이러스-2의 단백질가위의 모양을 살펴
보면 사스바이러스SARS-CoV의 단백질가위와는 모양이 매우 흡사하지
만, 에이즈바이러스의 단백질가위와는 상당히 달라 보인다(Jin et al.,

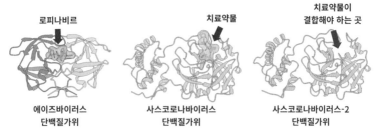

에이즈바이러스 단백질가위와 치료제 로피나비르 결합구조(PDB ID 1MUI, 왼쪽), 사스바이러스의 단백질가위 3CL[PRO]와 신약후보물질의 결합구조(PDB ID 2GX4, 가운데), 코로나바이러스의 단백질가위 3CL[PRO]의 구조(PDB ID 6LU7, 오른쪽). 파란색 화살표는 결합하고 있는 치료약물을, 빨간색 화살표는 치료약물이 결합해야 하는 곳을 의미한다(Jin et al., 2020; Stoll et al., 2002).

2020). 이 때문에 칼레트라가 사스코로나바이러스-2의 증식을 효과적으로 막을 수 있는지, 코로나19 환자에서 확실한 치료 효능이 나타나는지는 임상시험에서 면밀히 검토되어야 한다.

길리어드사가 에볼라 치료제로 개발 중이던 렘데시비르[Remdesivir](GS-5734)는 ATP 핵산과 모양이 비슷하여 RNA 중합효소를 통한 바이러스 RNA 합성을 봉쇄한다. 미국 연구진이 시판된 항바이러스 약물 7종을 사스코로나바이러스-2에 감염된 세포에서 테스트해본 결과 렘데시비르의 바이러스 증식억제효과가 가장 우수한 것이 확인됐다. 특히 급성 폐렴이 진행되고 있던 미국의 첫 번째 코로나19 환자에 약물 투여 후 하루 만에 증세가 급격히 호전되고, 며칠 후 최종 완치되며 환자들에게 희망을 주었다(Holshue et al., 2020; Wang et al., 2020). 현재 렘데시비르는 경증에서 중증까지 코로나19 환자들을 대상으로 대규모 임상 3상 실험이 진행 중이다.

그 밖에도 단백질가위의 기능을 차단하는 에이즈 치료제 다루나비르Darunavir, RNA 중합효소의 기능을 차단하는 신종플루 치료제 파비피라비르Favipiravir, C형 간염 치료제 리바비린Ribavirin 등의 임상시험이 진행되고 있다. 최근에는 기존에 밝혀진 바이러스 핵심단백질의 3차원 구조와 인공지능 딥러닝 기반 분자화합물 설계기술을 통해 바이러스 침투와 증식을 억제하는 코로나19 치료후보물질들 또한 발굴

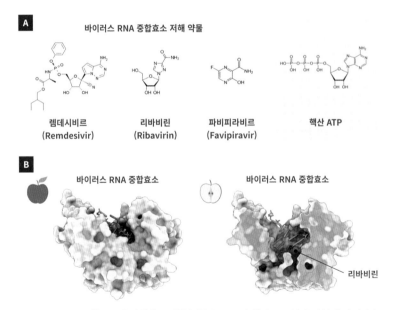

**A**

**바이러스 RNA 중합효소 저해 약물**

렘데시비르
(Remdesivir)

리바비린
(Ribavirin)

파비피라비르
(Favipiravir)

핵산 ATP

**B**

바이러스 RNA 중합효소

바이러스 RNA 중합효소

리바비린

바이러스 RNA 중합효소를 저해하는 약물(A)들은 구조가 핵산 ATP와 유사하여 바이러스 RNA 중합효소를 통한 RNA 합성을 봉쇄한다. B는 수족구 바이러스 RNA 중합효소와 치료제 리바비린 복합체의 구조(PUB 1D 2E9R, 왼쪽)와 단면(오른쪽)의 모습을 보여준다 (Ferrer-Orta et al., 2007).

되고 있다(Alex et al., 2020; Gao et al., 2020; Jin et al., 2020).

## 암과의 전쟁에서 배울 점

과거에는 암세포만을 집중적으로 죽이는 항암제를 사용했지만, 암세포가 변이와 진화를 거듭하며 암이 재발하는 경우가 많았다. 최근 들어 우리 몸의 면역반응을 활성화시켜서 면역세포 스스로 암세포를 공격하게 하는 면역항암제가 개발됐고(2018년 노벨 생리의학상 수상), 이것이 크게 각광을 받으며 암 치료의 패러다임을 바꾸고 있다.

바이러스는 우리 몸의 면역반응을 회피하기 위하여 또 다른 '계획'을 세운다. 이 때문에 바이러스 침투 및 복제를 억제하는 치료전략과 더불어, 인터페론과 같이 우리 몸의 면역반응을 적절히 조절하여 바이러스 감염을 극복하는 전략 역시 많이 시도되고 있다.

국내 코로나19 확진 환자들의 혈액 및 면역세포를 활용하여 사스코로나바이러스-2의 인체 면역반응 분석, 치료항체 발굴, 경증환자와 중증환자 질병진행 양상과 면역과의 상관관계 분석, 여러 약물에 따른 치료 예후, 바이러스 감염을 통한 폐렴과 기저질환과의 연관성 등을 분석하는 융합 의·과학 연구를 통해 생체 내 복잡한 면역반응을 조금 더 이해한다면, 향후 또 다시 출현할 수 있는 신종 바이러스에 더 효과적으로 대응할 수 있을 것이다.

## 참고문헌

· Alex, Z., A. Vladimir, Z. Alexander, Z. Bogdan, T. Victor, S. B. Dmitry, P. Daniil, S. Rim, F. Andrey and O. Philipp et al.. 2020. "Potential COVID-2019 3C-like protease inhibitors designed using generative deep learning approaches." *ChemRxic*, DOI: 10.26434/chemrxiv.11829102.v2.

· de Wit, E., N. van Doremalen, D. Falzarano and V. J. Munster 2016. "SARS and MERS: recent insights into emerging coronaviruses." *Nat Rev Microbiol*, 14: 523~534.

· Ferrer-Orta, C., A. Arias, R. Perez-Luque, C. Escarmis, E. Domingo and N. Verdaguer. 2007. "Sequential structures provide insights into the fidelity of RNA replication." *Proc Natl Acad Sci USA*, 104: 9463~9468.

· Gao, K., D. D. Nguyen, R. Wang and G.-W. Wei. 2020. "Machine intelligence design of 2019-nCoV drugs." *bioRxiv*, 2020.2001.2030.927889. DOI: 10.1101/2020.01.30.927889.

· Harrison, C. 2020. "Coronavirus puts drug repurposing on the fast track." *Nat Biotechnol*, doi: 10.1038/d41587-020-00003-1.

· Holshue, M. L., C. DeBolt, S. Lindquist, K. H. Lofy, J. Wiesman, H. Bruce, C. Spitters, K. Ericson, S. Wilkerson, A. Tural et al.. 2020. "First case of 2019 novel coronavirus in the United States." *N Engl J Med*, 382: 929~936.

· Jin, Z., X. Du, Y. Xu, Y. Deng, M. Liu, Y. Zhao, B. Zhang, X. Li, L. Zhang, Y. Duan et al.. 2020. "Structure-based drug design, virtual screening and high-throughput screening rapidly identify antiviral leads targeting COVID-19." *bioRxiv*, 2020.2002.2026.964882. DOI: 10.1101/2020.02.26.964882.

· Kempf, D. J., K. C. Marsh, J. F. Denissen, E. McDonald, S. Vasavanonda, C. A. Flentge, B. E. Green, L. Fino, C. H. Park, X. P. Kong et al.. 1995. "ABT-538 is a potent inhibitor of human immunodeficiency virus protease and has high oral bioavailability in humans." *Proc Natl Acad Sci USA*, 92: 2484~2488.

· Li, G., and E. De Clercq. 2020. "Therapeutic options for the 2019 novel coronavirus(2019-nCoV)." *Nat Rev Drug Discov*, 19: 149~150.

· Perlman, S., and J. Netland. 2009. "Coronaviruses post-SARS: update on replication and pathogenesis." *Nat Rev Microbiol*, 7: 439~450.

· Sham, H. L., D. J. Kempf, A. Molla, K. C. Marsh, G. N. Kumar, C. M. Chen, W. Kati, K. Stewart, R. Lal, A. Hsu et al.. 1998. "ABT-378, a highly potent inhibitor of the human immunodeficiency virus protease." *Antimicrob Agents Chemother*, 42: 3218-3224.

· Stoll, V., W. Qin, K. D. Stewart, C. Jakob, C. Park, K. Walter, R. L. Simmer, R. Helfrich, D. Bussiere, J. Kao et al.. 2002. "X-ray crystallographic structure of ABT-378 (lopinavir) bound to HIV-1 protease." *Bioorg Med Chem*, 10: 2803~2806.

· Wang, M., R. Cao, L. Zhang, X. Yang, J. Liu, M. Xu, Z. Shi, Z. Hu, W. Zhong and G. Xiao. 2020. "Remdesivir and chloroquine effectively inhibit the recently emerged novel coronavirus(2019-nCoV) in vitro." *Cell Res*, 30: 269~271.

· Wu, A., Y. Peng, B. Huang, X. Ding, X. Wang, P. Niu, J. Meng, Z. Zhu, Z. Zhang and J. Wang et al. 2020. "Genome composition and divergence of the novel coronavirus(2019-nCoV) originating in China." *Cell Host Microbe*.

· Zumla, A., J. F. Chan, E. Azhar, D. S. Hui and K. Y. Yuen. 2016. "Coronaviruses — drug discovery and therapeutic options." *Nat Rev Drug Discov*, 15: 327~347.

05

# 인공지능을 통한
# 진단과 예측

차미영 | 기초과학연구원 수리 및 계산과학 연구단 CI

인류 역사상 세 번째 팬데믹이 선언된 후, 여러 과학기술 분야에서 전문가들이 질병을 예방하고 피해를 줄이기 위한 연구에 돌입했다. 인공지능AI 분야도 그중 하나이다(Chen. 2020). AI는 이미 코로나19의 초기 탐지, 확진, 전파 예측의 전 과정에서 활약하고 있다.

## 중국, AI로 폐 손상 정도를 진단하기 시작하다

현재 코로나19는 실시간 유전자증폭기술rt-PCR을 통해 확진한다. 검체 운반, 사전 준비, 검사, 결과 전달 등의 모든 과정을 거치려면 6시간 이상 소요된다. 확진자의 경우 폐 컴퓨터단층촬영CT으로 질환의 진행 정도를 진단한다. 폐 CT만으로 바이러스의 감염 여부를 확진할 수는 없지만, 전문가의 분석을 통해 15분이라는 짧은 시간에 폐 손상과 질병의 진행 정도를 파악할 수 있다.

이때 전문가의 분석을 AI가 도울 수 있다. 2020년 2월 18일 중국 텐진의과대학병원 등 연구진은 폐 CT 결과를 통해 코로나19 감염 여부를 진단해낼 수 있는 AI를 개발했다고 밝혔다. 논문은 의학 분야 학술논문 사전공개 사이트medRxiv에 공개됐다(Wang et al., 2020). 연구진은 코로나19 확진 판정을 받은 453명의 폐 CT 이미지를 인공지능에게 학습시켜 사스코로나바이러스-2로 인한 폐 손상의 특징을 구분하도록 했다. 연구진은 논문에서 폐에 감염을 유발할 수 있는 여러 요인 중 사스코로나바이러스-2로 입은 손상만을 정확히 구분해내는 건

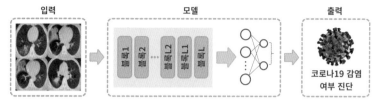

| 입력 | 모델 | 출력 |
|------|------|------|

코로나19 감염
여부 진단

중국 톈진의대 연구진은 코로나19 다수의 확진자와 일반인의 폐 CT 이미지를 인공지능에 입력했다. 연구진은 이미지를 딥러닝하는 대표적인 알고리즘인 합성곱신경망(CNN: Convolutional Neural Network)을 이용해 이미지를 학습했다. 우리 눈의 시신경이 가로, 세로, 전체적인 모습, 세부적인 모습을 관찰하듯 CNN은 여러 블록 구조를 통해 진단을 위한 특징을 추출하고 학습한다. 학습된 AI는 새로운 폐 CT 이미지를 보고 스스로 분석해 감염 여부를 판단할 수 있다(Wang et al., 2020).

의료진에게도 까다로운 일이라고 설명했다. 개발된 AI는 코로나19 감염 여부를 82.9%의 정확도로 분석할 수 있다.

이어 2월 27일 중국 원저우의과대학병원 등 연구진은 폐 CT와 함께 코로나19 환자들의 공통적 증상까지 확인하는 진단AI도 제시했다(Peng et al., 2020). 이들 연구진은 확진자 32명과 비확진자 85명의 임상적 증상(열, 기침 등)을 AI에게 학습시키고, 확진자에게만 발견되는 18개 특이증상을 구분해냈다. 연구진은 폐 CT 영상과 함께 이들 18개 지표를 종합해 결론을 내린다면 AI로 빠르고 정확한 진단이 가능할 것이라고 설명했다.

중국의 IT기업 알리바바는 실제로 폐 CT를 통한 AI 검진시스템을 지난 2일부터 실전에 도입했다. 알리바바의 AI는 폐 CT 사진을 분석하고, 20초 만에 96%의 정확도로 확진자를 분별해낼 수 있다. 이처럼 AI를 진단에 적용하면 업무의 효율을 높여줄 뿐만 아니라 환자와의 접촉을 최소화하여 바이러스 감염으로부터 의료진을 보호할 수 있다는 장점도 있다.

## AI로 감염병을 초기 탐지하고 전파도 예측한다

감염병을 초기에 탐지하고 확산을 예측하는 데도 AI가 활약한다. AI는 의학·지리·행정적 정보뿐만 아니라 뉴스, 소셜네크워크서비스 SNS, 항공 운항과 같은 데이터까지 종합적으로 고려해 기존의 역학조사보다 빠르게 질병의 전파를 예측할 수 있다.

실제로 캐나다의 AI 의료 플랫폼 업체 블루닷BlueDot은 세계보건기구WHO보다 앞서 코로나19 사태를 경고했다. 블루닷은 사스SARS 사태 당시 동료들이 사망하고 감염되는 것을 최전선에서 목격한 의사들이 창업한 회사이다. 이들은 '제2의 사스 사태'를 방지하고자 감염병이 확산되는 경로를 집중 연구하기 시작했다. 블루닷은 지난해 12월 31일 중국 우한에서 사스코로나바이러스-2가 발병한 뒤 서울, 도쿄, 홍콩, 마카오 등으로 확산될 가능성이 있다고 경고했다. WHO는 이보다 9일 늦은 1월 9일 확산을 경고했다.

블루닷은 행정 정보(인구수, 지리적 위치), 바이러스의 특징(유전자 분석, 감염 방식, 잠복기) 그리고 기존 다른 감염병의 확산 양상 등을 종합해 특정 지역에 감염병이 나타날 가능성을 분석한다. 이후 항공권 이용 정보와 같은 이동 정보까지 포함해 바이러스가 진원지를 벗어

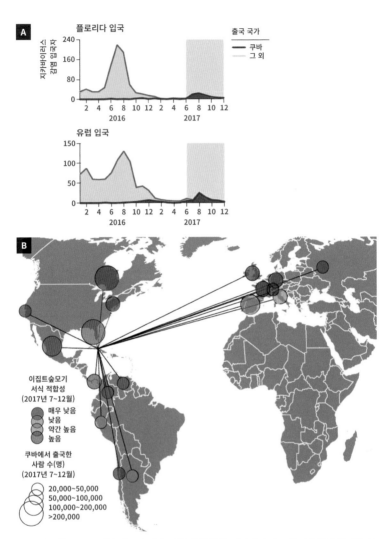

블루닷은 항공으로 미국 플로리다와 유럽에 입국한 지카바이러스 감염자의 출발지를 분석했다(A). 2017년 6~12월 감염 입국자의 98% 이상이 쿠바에서 출국했다는 점을 토대로 해당 기간 쿠바에 대규모 발병이 있었을 것으로 추정했다. 또한 지카바이러스의 매개체인 이집트숲모기가 서식하기 적합하며, 쿠바에서 입국한 사람이 2만 명이 넘는 국가들을 선별해 지카바이러스 추가 발병 위험이 있다고 경고했다(B)(Grubaugh et al., 2019).

나 다른 지역으로 퍼져나갈 확률도 계산한다.

블루닷은 지니어스Geneious와 같은 상용 생물정보학 시퀀스 데이터 분석에 사용되는 소프트웨어와 RAxML이나 BEAST 등의 공개된 데이터마이닝 알고리즘을 예측에 주로 사용한다. 특히 블루닷이 애용하는 BEASTBayesian Evolutionary Analysis Sampling Tree는 생물 계통 발생을 분석하는 데 많이 활용되는 알고리즘이다. 이 알고리즘은 가설(예컨대, '코로나19가 전 세계적으로 확산될 수 있다')에 추가 확보한 정보를 도입해가며 가설의 확률을 업데이트하는 방식으로, 예측이 힘든 사건을 분석할 수 있다는 장점이 있다.

국제사회에 보고되지 않았던 대규모 발병 사건을 찾아낸 사례도 있다. 블루닷은 2016년 1월 국제학술지《셀Cell》을 통해 지카바이러스가 국제적으로 확산될 것이라고 예측했다. 이후 2016년 2월 WHO는 국제적 공중보건 비상사태PHEIC를 선포했고, 같은 해 11월 비상사태를 해제했다. 이후에도 블루닷은 여행자의 지카바이러스 감염 사례를 꾸준히 추적·조사했고, 비상사태가 해제된 약 7개월 후 쿠바에서 다수의 지카바이러스 감염자가 발생했을 것이라는 분석을 내놓았다. 확인 결과 '숨은 발병 사례'를 보고한 이 분석은 사실로 판명됐다(Grubaugh et al., 2019).

# 감염 위험이 높지만 대처 능력은 부족한 국가 선별

AI는 코로나19에 취약한 나라를 추론하고 이를 통해 WHO가 인력과 자원을 적재적소에 배치하도록 도움을 줄 수 있다(Gilbert et al., 2020; Grubaugh et al., 2019; Tuite et al., 2019). 지난 2월 20일 프랑스 소르본대 연구팀은 아프리카 대륙의 코로나19 발병 위험을 분석할 수 있는 모델을 개발하고, 그 분석결과를《랜싯Lancet》에 발표했다.

연구진은 아프리카 국가들과 중국 간 항공 운항 횟수를 토대로 바이러스가 상대적으로 빨리 유입될 것으로 예상되는 국가를 찾아냈다. 이후 국가별 보건 능력을 측정할 수 있는 지표인 SPARThe State Party Self-Assessment Annual Reporting와 IDVIThe Infectious Disease Vulnerability Index 를 통해 WHO의 지원이 시급한 국가를 선별했다.

연구진은 아프리카 국가를 3개 그룹으로 구분했다. 다음 그림에서 1그룹(빨간색)은 바이러스가 빨리 유입되지만 보건 능력을 갖춘 국가이고, 2그룹(파란색)은 감염자가 상대적으로 느리게 발생하지만 보건 능력이 부족한 국가이며, 3그룹(초록색)은 위험이 거의 없을 것으로 추정되는 국가이다. 이들은 이 분석을 통해 의료 인프라가 취약한 2그룹 국가들에는 WHO의 지원이 시급하다고 의견을 냈다.

이 연구에서 이집트, 남아프리카공화국, 알제리가 아프리카 국가 중 감염자가 빨리 발생할 수 있는 상위 3개국이라는 예측도 나왔다. 실제로 아프리카 대륙의 첫 확진자는 이집트에서 발생했다.

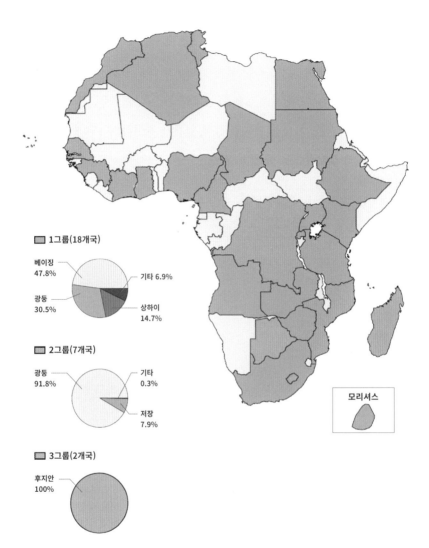

1그룹(18개국)

베이징
47.8%

기타 6.9%

광둥
30.5%

상하이
14.7%

2그룹(7개국)

광둥
91.8%

기타
0.3%

저장
7.9%

3그룹(2개국)

후지안
100%

모리셔스

프랑스 소르본대 연구진은 코로나19 바이러스 진원지인 중국에서 아프리카로 들어오는 항공편을 토대로 빠른 시일 안에 바이러스가 유입될 위험이 있는 국가를 분석했다. '신혼 부부 격리사건'이 발생했던 모리셔스의 경우 바이러스가 빠르게 유입될 가능성이 있지만, 자력으로 환자를 격리·치료할 능력이 있는 국가(1그룹, 빨간색)에 해당된다(Gilbert et al., 2020).

이처럼 AI와 빅데이터는 코로나19를 초기에 탐지하고 진단하는 것은 물론 질병의 확산을 예측하고 예방하는 데도 도움을 줄 수 있다. 이번 사태뿐만 아니라 새로운 감염병의 등장에서도 꾸준한 역할을 할 것이다. AI의 폭넓은 활용을 통해 인류가 바이러스와의 싸움에서 더 정확한 정보를 갖고 빠르게 승리할 수 있길 바란다.

**참고문헌**

· Chen, K. 2020. "COVID-19 and artificial intelligence: protecting health-care workers and curbing the spread." *Lancet*. DOI: https://doi.org/10.1016/S2589-7500(20)30054-6.

· Wang, S. et al.. 2020. "A deep learning algorithm using CT images to screen for CoronaVirus Disease (COVID-19)." *Medrxiv*. DOI: https://doi.org/10.1101/2020.02.14.20023028.

· Peng, M. et al.. 2020. "Artificial intelligence application in COVID-19 diagnosis and prediction." *Lancet Preprints*.

· Gilbert, M. et al.. 2020. "Preparedness and vulnerability of African countries against importations of COVID-19: a modeling study." *Lancet*. DOI: https://doi.org/10.1016/S0140-6736(20)30411-6.

· Grubaugh, N. D. et al.. 2019. Travel surveillance and genomics uncover a hidden Zika outbreak during the waning epidemic. *Cell*. DOI: https://doi.org/10.1016/j.cell.2019.07.018.

· Tuite, A. R. et al.. 2019. "Ebola virus outbreak in North Kivu and Ituri provinces, Democratic Republic of Congo, and the potential for further transmission through commercial air travel." *Journal of Travel Medicine*. DOI: 10.1093/jtm/taz063.

06

IBS가 밝혀낸 코로나19 유전자 지도의 의미:

# 사스코로나바이러스-2의
# '아킬레스건'을 찾아서

김빛내리 | 기초과학연구원 RNA 연구단 단장

전 세계를 공포와 공황으로 몰아넣은 사스코로나바이러스-2의 정체는 무엇일까? 코로나19 팬데믹을 인류의 승리로 끝내려면 우선 우리가 맞서고 있는 적을 알아야 한다.

바이러스는 한마디로 '단백질로 둘러싸인 핵산'이다. 핵산의 종류에 따라 'DNA 바이러스'와 'RNA 바이러스'로 나뉘는데, 그중에서도 RNA 바이러스들은 유난히 말썽을 피우는 악동들이다. 코로나바이러스 역시 RNA를 유전체로 이용하는 RNA 바이러스의 일종이다. RNA 바이러스는 증식 과정에서 돌연변이를 자주 일으킨다. 치료제 내성이 잘 생기고, 백신도 종종 무용지물이 된다. 게다가 돌연변이를 거쳐 숙주를 바꿀 수 있으므로 동물의 바이러스라도 종간種間 장벽을 넘어 인간에게 넘어올 수 있다.

코로나 계열 바이러스 이외에도 악명을 떨친 RNA 바이러스는 아주 많다. 20세기 초에 수천만 명을 죽이고 아직도 유행하는 인플루엔자 바이러스, 매년 100만 명 가까이 사망자를 내는 후천성면역결핍증AIDS의 원인 바이러스인 인간면역결핍 바이러스HIV, 50%가 넘는 가공할 치사율을 보이는 에볼라바이러스, 브라질 올림픽의 훼방꾼 지카 바이러스 등이 대표적이다. 보통 RNA는 불안정한 물질로 알려져 있다. 그런데 어떻게 이런 물질이 고작 몇 달 만에 전 세계로 퍼질 수 있었을까?

필자가 이끄는 기초과학연구원IBS RNA 연구단은 사스코로나바이러스-2의 정체를 제대로 파악하고자 숙주(원숭이)세포에서 증식한 바이러스의 유전체와 전사체를 분석하여 고해상도 유전지 지도를 완성했으며, 최근 국제학술지 《셀Cell》에 논문을 게재했다(Kim et al., 2020). 이 연구결과를 토대로, 여기에서는 사스코로나바이러스-2의 유전체인 RNA가 어떻게 복제되고 증폭되는지, 그리고 어떤 유전정보를 담고 있는지를 다루고자 한다. 그리고 치료제 개발을 위해 어떤 전략을 취해야 할지도 논의해보려 한다.

## 바이러스 설계자, gRNA(유전체 RNA)

사스코로나바이러스-2 입자의 크기는 약 0.1㎛로 지질막과 단백질로 만들어진 껍질 안에는 gRNAgenomic RNA(유전체 RNA)라고 부르는 RNA 한 가닥이 들어 있다. RNA는 DNA처럼 네 종류의 염기(A, U, G, C)를 가진 뉴클레오티드의 중합체이다. 어떤 염기가 어떤 순서로 나열되는지에 따라 다른 정보를 담게 된다. 모스Morse 부호가 두 종류의 부호로 의미를 담는 것처럼 RNA는 네 종류의 염기로 유전정보를 암호화하는 셈이다.

사스코로나바이러스-2의 gRNA는 약 3만 개의 염기가 일렬로 이어져 있다. 인간 RNA의 염기가 평균 3,000개이고, HIV의 RNA가 약 1만 개의 염기로 이뤄져 있다는 것을 고려하면 사스코로나바이러스-2의 gRNA는 특이할 정도로 큰 RNA이다.

바이러스는 입자 표면의 스파이크단백질S protein을 이용해 세포

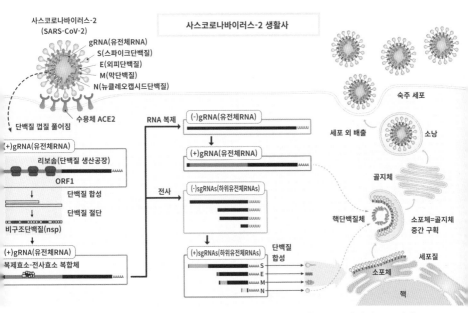

사스코로나바이러스-2
(SARS-CoV-2)
gRNA(유전체RNA)
S(스파이크단백질)
E(외피단백질)
M(막단백질)
N(뉴클레오캡시드단백질)

수용체 ACE2

단백질 껍질 풀어짐

(+)gRNA(유전체RNA)
리보솜(단백질 생산공장)
ORF1
↓ 단백질 합성
↓ 단백질 절단
비구조단백질(nsp)
(+)gRNA(유전체RNA)
복제효소-전사효소 복합체

RNA 복제

전사

사스코로나바이러스-2 생활사

(-)gRNA(유전체RNA) UUUUU
↓
(+)gRNA(유전체RNA) AAAAA

(-)sgRNAs(하위유전체RNAs)
UUUUU
UUUUU
UUUUU
↓
(+)sgRNAs(하위유전체RNAs)
AAAAA S
AAAAA E
AAAAA M
AAAAA N

단백질 합성

숙주 세포

세포 외 배출

소낭

골지체

핵단백질체

소포체=골지체 중간 구획

세포질

소포체

핵

사스코로나바이러스-2가 세포에 침입한 뒤 만들어낸 RNA 중합효소는 바이러스 증식에 핵심적인 역할을 한다. 바이러스의 유전체RNA$^{gRNA}$를 대량으로 복제하는 한편, 하위 유전체RNA$^{sgRNA}$를 전사하여 바이러스 구조물을 만든다.

표면의 수용체 ACE2와 결합한 뒤, 세포 안으로 들어갈 수 있다. 일단 침투에 성공하면 바이러스의 껍질을 이루는 지질막과 단백질들이 떨어져 나가는데, 단백질 껍질에서 풀려난 gRNA는 이때부터 아주 바빠진다.

gRNA가 가장 먼저 하는 일은 자신을 복제해줄 효소를 생산하는 것이다(Sola et al., 2015). 효소 생산을 위해서는 숙주 세포의 단백질 생산 공장인 리보솜이 활용된다. 바이러스 gRNA의 앞쪽 3분의 2 정도에 ORF1이라고 부르는 긴 유전자가 있다. 이 유전자가 만드는 엄청나게 긴 단백질에는 단백질을 자르는 효소 기능을 갖춘 부분이 있어(단백질 분해효소 또는 단백질가위라고 부른다) 스스로를 16개의 조각으로 절단한다.

## 바이러스 복제 일꾼들, 비구조단백질

'비구조단백질NSP: nonstructural protein'이라 부르는 이 단백질 조각들은 숙주세포 안에서 바이러스 복제를 주도한다. 비구조단백질은 레고블록처럼 16개 조각으로 나뉘어야 각각의 임무를 수행할 수 있다. 따라서 이 분할 과정을 억제하면 바이러스 증식도 제한된다. 예컨대, 칼레트라(로피나비르lopinavir와 리토나비르ritonavir의 혼합제)는 HIV의 단백질 절단효소에 대한 억제제로 개발됐다. 칼레트라는 사스코로나바이러스-2 치료제 후보로 임상시험 중이지만 현재까지 보고로는 큰 치료 효과를 기대하기 쉽지 않은 상황이다. 사스코로나바이러스-2의 단백질 절단효소에 특화된 치료제 개발을 위한 연구는 지속되고 있다. 최근 독일 연구팀은 X선 결정학을 활용해 바이러스의 단백질 분해효소 Mpro의 구조를 밝히고 이 효소를 억제할 약물후보를 제시했다(Zhang et al., 2020).

비구조단백질 중 하나인 nsp12는 RNA 중합효소RdRP: RNA-dependent RNA Polymerase로서 기능을 갖는다(Snijder et al., 2016). RNA 중합효소

는 복제 기계라 할 수 있다. 바이러스의 RNA를 대량으로 복제하고 전사체(유전자가 단백질을 생산할 때 활용하는 매개 물질)를 생산한다. RNA 중합효소는 단일 가닥인 gRNA를 주물로 활용하여 그 반대 가닥을 만든다. RNA 가닥을 구분하기 위해 gRNA를 양성 가닥positive-sense RNA, 그 반대쪽을 음성 가닥negative-sense RNA이라 부른다. 음성 가닥 RNA는 다시 주물이 되어 양성 가닥을 대량 생산하는 데 사용된다. 이 과정을 거치면 단 한 개의 gRNA가 세포에 들어가도 수만 개의 자손 gRNA가 만들어진다.

따라서 RNA 중합효소를 억제한다면 바이러스의 증식을 효과적으로 막을 수 있다. 현재 임상시험 중인 치료 후보물질 중 이 치료 전략을 사용하는 물질이 많다. 렘데비시르remdesivir는 에볼라바이러스 RNA 중합효소 저해제로 개발됐으며, 아비간Avigan(성분명은 파비피라비르Favipiravir)은 A형 인플루엔자 RNA 중합효소를 저해한다. 시험관 내에서는 아비간이 사스코로나바이러스-2를 억제하는 효능이 있다고 밝혀졌지만, 아직 임상치료 효과는 검증되지 않았다.

## 바이러스 돌연변이, 불리하거나 유리하거나

RNA 합성이 일어나는 동안 실수도 발생한다. RNA 중합효소인 nsp12가 오작동하여 돌연변이가 생기면 바이러스 성장에 문제가 발생할 수 있기 때문에 사스코로나바이러스-2는 이를 피하기 위한 장치를 갖추고 있다. RNA 분해효소인 nsp14는 잘못 들어간 염기를 잘라내서 교정하는 지우개 같은 역할을 한다. 이 또한 항상 완벽할 수는 없기 때문에 돌연변이는 가끔 발생한다. 우리 IBS RNA 연구단은 최근 연구에서 사스코로나바이러스-2의 RNA 중합효소가 비연속적으로 RNA 합성을 하는 과정에서 유전자의 일부가 제거되기도 한다는 사실을 규명했다.

이러한 돌연변이들은 대부분 바이러스 생존에 불리하게 작용한다. 그러나 드물게는 오히려 감염성을 높이거나 종간 장벽(가령 천산갑에서 인간으로)을 넘을 수 있게 만들어 바이러스의 생존력과 전파력을 높이게 된다. 하지만 전문가들은 단기간의 유행 중에 나타나는 변이가 더 전파력이 강한 변종바이러스를 만들 가능성은 극히 낮은 것으로 본다. 최근 유럽에서 유행한 사스코로나바이러스-2 변종들이 더 치사율이 높다는 가설도 있으나, 충분한 분석에 기반한 주장은 아니기 때문에 너무 걱정할 필요는 없어 보인다.

다만, 바이러스의 변이 때문에 백신이나 치료제가 개발되어도 효과가 기대보다 적을 가능성은 있다. 게다가 수년 이상의 장기간에 걸쳐서는 새로운 변종바이러스의 출현이 일어날 수도 있기 때문에 지속적인 모니터링과 대응이 필요하다.

복제 바이러스의 외장과 구조를 완성하는
하위유전체 RNA<sup>sgRNA</sup>

지금까지 gRNA의 복제에 대해 알아보았다. 사실 gRNA만으로는
감염성이 거의 없다. gRNA를 포장하는 '구조단백질'들과 보조적인
역할을 하는 '액세서리단백질'들이 필요하다. 이런 단백질들을 생산
하기 위해 바이러스는 여러 개의 작은 하위유전체 RNA<sup>sgRNA:</sup>

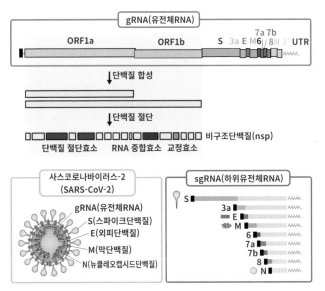

사스코로나바이러스-2는 ORF1a 유전자는 긴 단백질 사슬을 만들고, 단백질 사슬은 여러
개의 비구조단백질<sup>NSP</sup>로 분할되며 바이러스의 증식이 시작된다(위). 아래는 사스코로나
바이러스-2의 구성성분과 구조물을 만드는 하위유전체 RNA<sup>sgRNA</sup>들로서, IBS RNA 연구
단은 최소 9종의 sgRNA가 만들어짐을 규명했다.

subgenomic RNA를 만든다. RNA 중합효소가 생산한 전사체들이 이 하위유전체 RNA를 제조한다.

우리 연구단은 RNA의 염기서열을 분석하여 사스코로나바이러스-2가 숙주 세포 안에서 생산한 모든 RNA를 찾아내고, 최소 9종의 sgRNA가 만들어진다는 사실을 발견했다(Kim et al., 2020). 기존에 sgRNA는 10종이 있다고 알려져 있었지만, 그중 9종만 실제로 존재함을 확인한 것이다. 구조단백질인 뉴클리오캡시드단백질(N), 스파이크단백질(S), 막단백질(M), 외피단백질(E)을 만드는 sgRNA들과 액세서리단백질(ORF3a, ORF6, ORF7a, ORF7b, ORF8)을 만드는 sgRNA들이 이에 해당한다.

N sgRNA는 N 단백질 이외에도 ORF9b라는 단백질도 만들 수 있다. 이 중 스파이크단백질을 수용성 재조합단백질로 만들어 바이러스가 세포에 들어가는 과정을 방해하려는 치료 전략도 최근에 제시되었다. 스파이크단백질뿐 아니라 다른 바이러스 단백질들도 잠재적으로 치료제의 타깃이 될 수 있다. 다음 표에 바이러스 단백질의 기능을 정리했다. 사스코로나바이러스-2에 대한 연구는 아직 미진하기 때문에, 기존 다른 코로나바이러스에 대한 연구에 기반하여 추정한 것이다.

이번 연구를 통해 9종의 sgRNA 외에도 기존에는 모르던 sgRNA 수십여 종을 새로 찾았다. 새로 발견된 사스코로나바이러스-2의 특징들이 어떤 의미가 있는지 아직은 알 수 없지만, 이들이 바이러스가 살

| 바이러스 단백질 | 기능 |
| --- | --- |
| nsp1 | 숙주 RNA 분해, 인터페론 면역반응 억제 |
| nsp2 | ? |
| nsp3 | 단백질 절단효소, 면역반응 억제, 사이토카인 생산 촉진 |
| nsp4 | 이중지질막 생성하여 RNA 생산 촉진 |
| nsp5 | 단백질 절단효소, 인터페론 면역반응 저해 |
| nsp6 | 이중지질막 생성, 오토파고솜 억제 |
| nsp7 | RNA 종합효소에 대한 보조, nsp8과 결합 |
| nsp8 | 폴리아데닌 꼬리 형성으로 RNA 생산 보조, nsp7과 결합 |
| nsp9 | RNA 결합 |
| nsp10 | nsp14와 nsp16에 결합하여 활성화 |
| nsp11 | ? |
| nsp12 | RNA 중합효소 |
| nsp13 | RNA헬리카아제와 5 인산제거효소 역할로 RNA 생산 보조 |
| nsp14 | RNA 제거효소로서 RNA 교정 작용, RNA 메틸화를 통해 면역 회피RNA |
| nsp15 | RNA 절단효소로서 면역 회피 |
| nsp16 | RNA 메틸화를 통해 면역 회피 |
| S ⌐ | 스파이크 단백질로 수용체단백질인 ACE2와 결합하여 세포 내 진입을 매개 |
| Orf3a | 면역 조절 |
| E ▬ | 바이러스 모양을 만들고 바이러스 입자 구성 |
| M ▒ | 바이러스 지질막의 주요 구성성분 |
| Orf6 | 인터페론 억제 |
| Orf7a | 세포 사멸 유도 |
| Orf7b | ? |
| Orf8 | ? |
| N ○ | gRNA에 결합하여 바이러스 입자 구성 |
| Orf9b | 인터페론 억제 |

지금까지 밝혀진 사스코로나바이러스-2 단백질들의 기능.

아가는 데 필수적인 요소임을 짐작할 수는 있다. 바이러스 RNA 복제
에 쓰이거나, 숙주세포의 면역작용을 피하는 기능을 할 것으로 보인
다. 이에 대한 추가 연구를 통해 바이러스의 숨은 약점을 찾을 수 있
기를 기대한다.

# 코로나19 종식을 위해서는 꾸준한 기초연구가 필요하다

감기 바이러스로만 생각하고 무시했던 코로나바이러스들이 2002년 사스SARS, 2014년 메르스MERS에 이어 코로나19COVID-19로 벌써 세 번째 치명적인 감염병을 일으키고 있다. 게다가 이번 유행이 마지막이 아닐 가능성이 매우 높다. 돌연변이가 빠르게 일어나고 숙주를 잘 옮겨 다니는 특징을 감안하면 수년 내에 또 다른 신종 코로나바이러스가 등장할 수 있다.

물론 인류의 방어 기술도 만만치는 않다. 치료제와 백신을 개발하기 위해 전 세계 많은 과학자들이 뛰고 있다. 하지만 조급한 기대는 접어두어야 한다. 효과적이고 안전한 치료제와 백신을 개발하는 건 보통 수년이 걸리는 아주 어려운 일이다. 인류는 아직 신종 코로나바이러스에 대해 아는 것이 거의 없다. 모르는 적과 싸우고 있는 셈이다. 인류가 이 싸움에서 이기려면 적의 특성을 제대로 파악하고, '아킬레스건'을 공격할 방법을 찾아야 한다. 늦었지만 지금이라도 코로나바이러스에 대한 기초연구에 매진해야 하는 이유이다.

**참고문헌**

· Kim, D., J. Y. Lee, J. S. Yang, J. W. Kim, V. N. Kim and H. Chang. 2020. "The architecture of SARS-CoV-2 transcriptome." *Cell*, 181(4): 914~921.

· Sola, I., F. Almazán, S. Zúñiga and L. Enjuanes. 2015. "Continuous and discontinuous RNA synthesis in coronaviruses." *Annu Rev Virol*, 2(1): 265~288.

· Zhang. L., D. Lin, X. Sun et al.. 2020. "Crystal structure of SARS-CoV-2 main protease provides a basis for design of improved α-ketoamide inhibitors." *Science*, 368(6489): 409~412.

· Snijder. E. J., E. Decroly and J. Ziebuhr. 2016. "The nonstructural proteins directing coronavirus RNA synthesis and processing." *Adv Virus Res*, 96: 59~126.

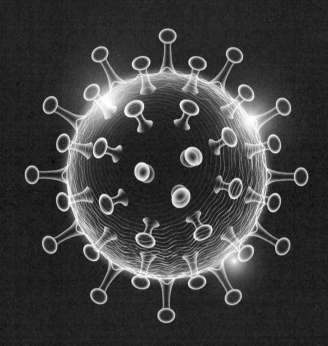

2부

# 가공할 전파능력, 궁극의 방어시스템

07

# 코로나19,
# 왜 슈퍼 전파자가 많을까

고규영 | 기초과학연구원 혈관 연구단 단장
한동우 | 기초과학연구원 혈관 연구단 연구원

세계보건기구WHO는 코로나19에 대해 전염병 경보단계 중 최고 위험등급인 팬데믹을 선언했다. 100만 명의 사망자를 낸 1968년 홍콩 독감, 1만 8,500여 명의 목숨을 앗아간 신종플루H1N1에 이어 세 번째이다. 사스코로나바이러스-2는 감염자와 직접 접촉하지 않더라도 감염자의 물건(여권, 신용카드, 서류 등)을 만지는 과정에서도 전염의 위험이 있다. 코로나19가 전파되는 동안 사회의 '잠정휴업'은 피할 수 없는 현실이다.

## 비말 한 방울에 바이러스 10~100개가 함유되어 있다

사스코로나바이러스-2는 '비말droplet'을 통해 주로 전파된다. 비말이란 기침이나 재채기, 말을 할 때 입에서 나오는 직경 5~6㎛(마이크로미터·1㎛는 100만 분의 1m) 수준의 작은 물방울을 말한다. 일반적으로 기침을 한 번 하면 약 3,000개의 비말이 나와 대략 2m까지 퍼져나간다. 감염자의 경우 기관지와 폐에서 증식한 바이러스가 '바이러스 함유 비말'에 실려 주변 공기로 퍼져나간다. 감염 정도, 증상 및 면역 상태에 따라 다르지만 비말 한 방울에 크기 60~140nm(나노미터: 1nm는 10억 분의 1m)의 사스코로나바이러스-2가 10~100개가량 들어있을 것으로 추산된다.

감염자들의 치료는 음압병실에서 진행된다. 음압병실은 공기를 빨아들이고 필터로 바이러스를 제거한 후 대기 중으로 내보내는 특

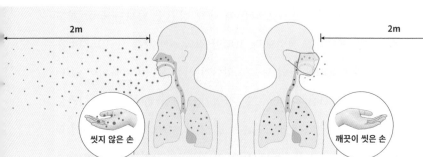

감염자에게 나온 '바이러스 함유 비말'은 공기 중으로 2m가량 전파되는 동시에 각종 물체의 표면에서 수일간 생존한다. 마스크를 착용하고 손을 깨끗이 씻는다면 감염자라 해도 사스코로나바이러스-2가 타인에게 전파될 확률은 현저히 줄어든다. 사회적 거리 두기가 필요한 이유다.

수병실이다. 감염환자를 돌보는 의료인들을 감염에서 보호하려면 필수적인 시설이다. 건강한 사람이라 할지라도 코로나19 감염자가 있을 것으로 예상되는 장소에 갈 때에는 마스크를 착용해야 한다. 사스코로나바이러스-2가 무증상 상태에서도 전파된다는 점을 고려하면 사람들이 밀집한 곳에서는 코와 입을 다 가리도록 마스크를 착용해야 한다.

감염자의 비말과 분비물(손의 땀)로 나온 사스코로나바이러스-2는 숙주가 없는 무생물체에서도 한동안 생존한다. 3월 13일 의학 분야 학술논문 사전공개 사이트medRxiv에 발표한 논문에서 미국 국립보건원NIH과 프린스턴대 연구진은 사스코로나바이러스-2는 에어로졸 상태에서 3시간, 구리 표면 위에서는 4시간, 종이상자에서는 24시간,

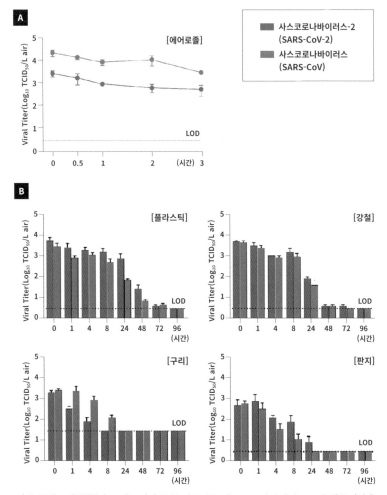

미국 국립보건원[NIH]과 프린스턴대 공동 연구진은 사스코로나바이러스-2의 생존기간을 분석한 결과, 물체에 따라 바이러스가 생존할 수 있는 기간이 달라짐을 확인했다. 바이럴 티터[Viral Titer]는 바이러스가 세포를 감염시킬 수 있는 최소한의 농도, LOD(검출한계)는 분석대상물질의 유무를 확인할 수 있는 최소 검출농도를 의미한다(Doremalen et al., 2020).

플라스틱이나 스테인레스 철(즉, 문이나 자동차 손잡이) 위에서는 2~3일 간 생존할 수 있다고 분석했다. 구조가 유사한 사스코로나바이러스 SARS-CoV와 비교할 때 생존기간이 전반적으로 유사했다(Doremalen et al., 2020).

수많은 변수가 있기 때문에 이 결과를 보편화하기는 어렵다. 최장 5~9일까지 생존한다고 보고한 논문도 있다. 어찌 됐든 휴대폰, 돈, 지갑, 옷소매, 손잡이, 승강기 버튼 등 감염자의 손이 닿은 접촉부위에 바이러스가 생존하고 있다는 것이다. 사람들이 무의식적으로 하루에 500차례 이상 손으로 얼굴을 만진다는 것을 고려했을 때, 손으로 자주 만지는 물체 역시 치명적인 전파 경로가 된다. 일상생활에서 손을 깨끗이 씻는 일도 중요하지만 자주 사용하는 휴대전화, 동전, 신용카드, 컴퓨터 자판 등을 소독제나 세정제를 사용해 청결하게 유지해야 한다.

## 집단감염을 유발하는 '슈퍼 전파자'의 특징

사스코로나바이러스-2의 가장 주목할 만한 특징은 전파력이 강하다는 점이다. 다른 코로나바이러스인 사스SARS와 메르스MERS보다 사스코로나바이러스-2가 전파력이 높다. 무증상 감염자가 많은 것이 그 이유이다. 코로나19는 초기 증상이 감기와 유사하기 때문에 구분이 어려워 자신이 감염자라는 사실조차 인식하기 어렵다. 실제로 코로나

19 확산 초기에 환자들이 감기로 착각하여 감기약을 복용한 뒤 정상 활동을 하면서 접촉자가 늘어나는 경우가 많았다.

그렇다면 모든 사람들이 바이러스를 타인에게 전파시킬 가능성이 동등할까. '슈퍼 전파자Super-spreader' 사례를 보면 알 수 있듯, 꼭 그렇지는 않다. 슈퍼 전파자는 보통의 감염자보다 훨씬 많은 2차 접촉자를 감염시키는 숙주를 뜻한다. 슈퍼 전파자를 설명하는 '20/80법칙'도 있다. 감염자 중 20%가 나머지 80%를 감염시킨다는 말이다.

2002년 사스SARS 사태 당시 슈퍼 전파자 관리의 중요성이 대두됐다. 2003년 6월 국제학술지《사이언스Science》는 홍콩의 사스 사태를 조명한 여러 편의 논문을 함께 게재했다. 홍콩에서는 사스 환자 1명이 평균 2.7명에게 바이러스를 전파시킨 것으로 확인됐다. 하지만 슈퍼 전파자까지 고려한 결과는 놀라웠다. 미국 하버드대 등 공동연구진은 201명의 홍콩 사스 환자를 분석했는데, 이 중 81%의 환자는 타인에게 바이러스를 전파하지 않은 것으로 확인됐다. 반면 감염자 5명이 2차 감염자를 10명 이상 발생시켰다.

지난 2015년 메르스MERS 사태 때 우리나라 역시 슈퍼 전파자의 위험성을 경험했다. 당시 한 60대 환자는 중동에 방문한 사실을 의료진에게 알리지 않은 채 여러 병원을 방문했고, 이 과정에서 29명의 2차 감염이 발생했다. 2차 감염자 중 2명은 또 다른 106명을 감염시켰다. 국내 메르스 감염자의 약 75%가 1명의 슈퍼 전파자에서 파생됐다는 점을 고려하면, 슈퍼 전파자 관리의 중요성을 절감할 수 있다.

코로나19는 무증상 감염자들이 상대적으로 많다 보니 슈퍼 전파자가 많이 나타난다. 무증상 감염자가 자신이 감염된 줄 모르고 사람들이 많이 모이는 장소에 가서 많은 양의 바이러스를 배출하여 2차 감염자가 집단으로 발생하고 있다. 2020년 3월에 발생한 구로구 콜센터 집단 감염 사례 역시 사람들이 밀집한 공간에서 전화 상담을 진행하던 감염자가 바이러스 함유 비말을 많이 배출하여 일어난 집단 감염으로 추정할 수 있다.

런던 위생·열대병연구소LSHTM 연구진은 사스코로나바이러스-2 슈퍼 전파자의 특징을 분석하기 위한 연구를 시작하고, 그 초기 연구 결과를 지난 2020년 2월 27일 《랜싯Lancet》에 발표했다(Liu et al., 2020). 연구진은 9명의 슈퍼 전파자를 선별하고, 대부분의 슈퍼 전파자를 통한 2차 감염이 식사 중에 발생했다는 특징을 알아냈다. 아직 더 많은 사례를 포함한 추가 연구가 필요하지만, 코로나19의 진압을 위해서는 슈퍼 전파자의 특징을 도출하고 적시에 이들을 관리하는 일이 가장 중요하다.

## 산모에서 태아로의 수직감염은 없지만 자연분만은 위험하다

2020년 3월 6일 우리나라에서 처음으로 코로나19 감염 산모가 제왕절개로 신생아를 분만했다. 산모는 음압병동으로 옮겨졌고 다행히 신생아는 코로나19 음성 판정을 받았다. 중국 우한대 중난병원 연구진은 9명의 코로나19 감염 임산부의 사례를 의학학술지 《랜싯 Lancet》에 보고했다(Chen et al., 2020). 제왕절개로 태어난 9명의 신생아 모두 사스코로나바이러스-2가 검출되지 않아 수직감염이 없는 것으로 결론을 내렸다. 신생아의 건강상태를 측정하는 아프가 점수Apgar Score는 10점 만점에 8~10점으로 건강한 것으로 판명됐다.

임산부들의 걱정이 매우 크겠지만 사스코로나바이러스-2의 태아 감염은 매우 드문 것으로 보인다. 감염된 임산부 936명을 포함한 메타분석에서 3%도 되지 않는 27명의 신생아만이 사스코로나바이러스-2의 양성 소견을 보였다. 태반은 태아의 성장에 필요한 영양소, 산소 및 일부 호르몬 등을 산모로부터 선택적으로 통과시킨다. 반면, 사스코로나바이러스-2 등 바이러스를 포함한 대부분의 병원균은 통과시키지 않는 장벽 역할을 하며 태아를 보호한다. 소두증을 유발하는 지카바이러스의 경우 바이러스가 태반세포에서 증식하면서 태반장벽을 손상시켜 태아에게 영향을 미쳤지만, 태반장벽을 이루는 영약막세포trophoblast에 사스코로나바이러스-2 수용체는 거의 존재하지 않는다. 이러한 이유로 신생아가 사스코로나바이러스-2에 감염되더라도 태반을 통한 감염보다는 일반인처럼 비말 감염이 대부분을 차지할 것으로 생각된다.

그러나 임신 중 산모의 치료가 제한적일 수 있다. 코로나19 임상 치료 관련 문헌을 분석해보면 렘데시비르Remdesiver(광범위 항바이러스

제), 칼레트라Fapilavir(에이즈 치료제), 클로로퀸Chloroquine phosphate(말라리아 치료제) 등이 중증 코로나19 환자에게 쓰인다. 그러나 이 약물들은 임산부의 태반을 통과하여 태아성장을 저해할 위험이 있기 때문에 의사의 주의가 필요하다.

**참고문헌**

· Van. Doremalen. N., T. Bushmaker, D, H. Morris et al. 2020. "Aerosol and surface stability of SARS-CoV-2 as compared with SARS-CoV-1." *N Engl J Med*, 382(16): 1564~1567.

· Liu. Y., R. T. Eggo, A. J. Kucharski. 2020. "Secondary attack rate and superspreading events for SARS-CoV-2." *Lancet*, 395(10227): e47.

· Chen. H., J. Guo, C. Wang et al.. 2020. "Clinical characteristics and intrauterine vertical transmission potential of COVID-19 infection in nine pregnant women: a retrospective review of medical records." *Lancet*, 395(10226): 809~815.

# 08

결국은 면역이다 <상>:

# 궁극적 방어시스템, 우리 몸의 면역체계는 어떻게 작동하나

고규영 | 기초과학연구원 혈관 연구단 단장
이흥규 | KAIST 의과학대학원 부교수
김영찬 | 기초과학연구원 혈관 연구단 연구원

코로나19를 일으키는 사스코로나바이러스-2에 대한 백신과 치료제 개발 그리고 긍정적인 임상시험 소식들이 전해지면서 효과적인 예방과 치료 약제 개발에 대한 희망이 부풀어 오르고 있다. 현재로서는 우리 몸의 면역체계가 방어와 공격을 위한 최고의 전략이다. 백신도 결국 이 면역체계를 활용한다.

## 상피세포: 바이러스 침입에 대한 1차 방어벽

그렇다면 인체는 사스코로나바이러스-2를 비롯한 바이러스 침입에 어떻게 대응할까. 우리 몸의 1차 방어벽은 외부환경에 접하고 있는 상피세포이다. 피부, 눈의 각막, 비강과 구강, 기관지와 폐포, 위와 장의 상피세포들은 모두 외부와 직접 맞대고 있다. 이들은 필요한 외부물질은 선택적으로 받아들이고, 필요하지 않거나 해를 주는 병원체를 차단한다. 튼튼한 성벽 역할을 하는 셈이다.

사스코로나바이러스-2는 껍데기에 있는 빨판을 장착한 징 모양 스파이크로 이 성벽을 공략한다. 스파이크를 기관지나 폐포의 상피세포에 붙이거나 끼워 넣고 자신의 RNA를 세포 안으로 집어넣어 증식을 시도한다. 벽을 허문 뒤 성안에 불을 지르고 약탈 행위를 벌이는 셈이다.

바이러스 침입을 알리고 면역세포를 결집시키는
사이토카인, 과다 분비되면 '사이토카인 폭풍' 맞는다

바이러스가 침입하면 인체의 면역 방어시스템이 본격 가동한다. 허물어지고 손상된 성벽 부위를 인식한 경계병이자 초동 전투요원(선천성 면역세포들)인 호중구, 대식세포, 수지상세포가 사이렌을 울리며 바이러스와 전쟁을 시작한다. 이어 방어군 본진인 강력한 T세포 군대가 전투장소로 이동하여 큰 전쟁이 벌어진다. 이때 여러 염증물질과 발열물질이 분비되면서 열과 기침이 나고 폐렴과 같은 염증성 호흡기 질환이 발생한다.

면역세포들은 주변에 위험 신호를 알리는 물질인 사이토카인 cytokine을 분비한다. 사이토카인은 다른 면역세포들을 활성화하여 바이러스와의 싸움으로 이끄는 동시에 더 많은 사이토카인을 생산하도록 유도한다. 하지만 만약 면역체계가 과도하게 반응하여 사이토카인이 급속하게 많은 양이 분비되면 바이러스뿐 아니라 정상조직까지 공격하게 된다. 이 같은 현상을 '사이토카인 폭풍'이라 한다.

실제로 코로나19 중증환자들에서 사이토카인 폭풍 증상이 거론되기도 했다. 사이토카인 폭풍은 치사율이 30%에 이르는 급성패혈증의 중요한 병리기전 중 하나이기도 하다. 중국 우한에서 발병한 코로나19 환자 41명에 대한 임상분석 연구(Huang et al., 2020)에 따르면, 중증환자의 혈청에서 GCSF, IP10, MCP1, MIP1A, TNFα, IL2, IL7

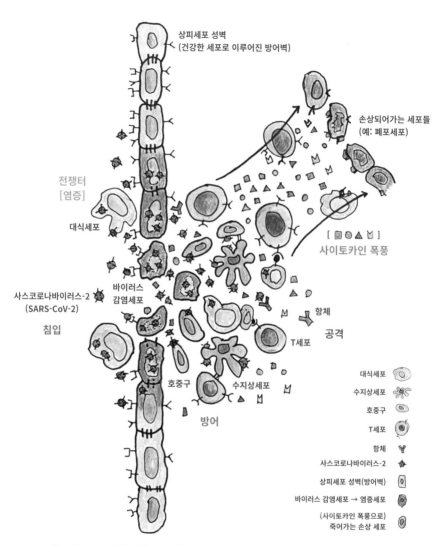

상피세포는 바이러스 침입에 대한 1차 방어벽 역할을 한다. 상피세포 성벽이 부서지면 우리 몸의 면역체계가 활성화되며 바이러스와의 '전투'를 시작한다. 면역세포들은 주변에 위험 신호를 알리는 물질인 사이토카인을 분비하지만, 사이토카인이 과도하게 분비되면 '사이토카인 폭풍'이 발생하며 정상세포까지 손상된다.(고규영 그림)

등의 염증촉진 사이토카인이 과도하게 분비되는 것으로 나타났다. 즉, 코로나19 중증환자에게서 사이토카인 폭풍이 일어난다는 의미이다.

우한 지역 환자를 대상으로 한 다른 연구논문 역시 사이토카인 폭풍에 주목했다. 중국 연구진은 지난 2020년 3월 3일 국제학술지 《중환자의학Intensive Care Medicine》에 사스코로나바이러스-2가 혈중 내 인터루킨-6 사이토카인의 분비를 증가시킨다고 보고했다. 연구진은 코로나19 환자 150명(사망 68명, 완치 82명)을 분석했으며, 사이토카인 폭풍이나 전격성 심근염(심장 근육에 염증이 갑자기 발생하는 것)이 치사율을 결정할 것이라는 의견을 제시했다.

영국 연구진 역시 《랜싯Lancet》에 보고한 논문에서 중증 코로나19의 원인이 사이토카인 폭풍에 있다고 보고하며, 치사율을 낮추기 위해 과염증에 대한 확인과 치료가 필요하다고 제안했다.

실제로 의료현장에서는 과도한 염증반응을 완화시키기 위해 항염증제나 항바이러스제를 사용하고 있다. 최근 KAIST 연구진이 《사이언스 면역학Science Immunology》에 보고한 논문에 따르면 중증 코로나19 환자의 혈액 면역세포에서 1형 인터페론 반응이 특징적으로 항진되어 있음을 밝혀 항염증제 사용에 대한 근거를 제시했다.

# 바이러스에 대항하는 초동 전투요원:
## 호중구, 대식세포, NK세포

우리 몸의 면역체계는 자기self와 비자기non-self 물질을 구분하는 능력이 있다. 자기물질은 보호하고, 침입한 비자기물질은 공격하여 제거한다. 외부에서 침투한 바이러스, 세균 등의 병원체가 대표적인 비자기물질이다.

외부 침입자를 방어하는 인체의 면역체계는 선천성 면역계(자연면역)와 후천성 면역계(획득면역 또는 적응면역)로 구분할 수 있다. 병원체 침입 초기에는 선천성 면역계가 병원체를 탐지하는 유형인식수용체pattern recognition receptor로 우리 몸을 방어한다. 선천성 면역계는 톨유사수용체-7Toll-like receptor-7과 RIG-I 수용체를 유형인식수용체로 이용하여 RNA형 바이러스인 사스코로나바이러스-2를 탐지하고, 항바이러스 면역반응을 유도한다.

이 면역계를 구성하는 대표적인 세포로는 호중구, 대식세포, 자연살해세포(NK세포) 등이 있다. 모두 백혈구 종류들이지만 바이러스를 제거하는 방식은 저마다 다르다. 호중구와 대식세포는 감염된 기관지와 폐세포에 빠르게 도달하여 바이러스에 감염된 세포를 잡아먹는다(포식작용). 반면 자연살해세포는 바이러스에 감염된 세포를 구멍 낸 후 효소를 세포 내로 주입하여 감염된 세포가 자살 또는 괴사되도록 유도한다.

## 바이러스에 대항하는 수지상세포,
## 정규군 T세포를 지휘·훈련한다

한편, 수지상세포는 감염된 세포를 포식한 뒤 스파이크나 껍질단백질을 분해하여 항원Antigen으로 전환시킨다. 항원으로 전환한다는 것은 침입자의 단백질을 조각 낸 뒤 그 조각으로 적을 식별하는 표지를 만든다는 뜻이다.

바이러스와 전쟁을 벌일 정규군인 T세포는 이 표지를 전달받은 뒤에야 전투를 시작한다. 초동 전투요원들인 수지상세포와 대식세포 등이 정보제공자 역할을 수행한다. 이들을 항원제시세포APC: Antigen-Presenting Cell라 부른다. 이들은 면역세포 '대군'이 전투에서 피아를 구별하여 싸울 수 있도록 훈련시키는 교관 역할도 하는 셈이다.

동시에 수지상세포는 림프관을 통해 이동하며 바이러스와 접촉하지 않은 T세포들에게도 표지를 전달한다. 미접촉 T세포는 항원에 노출된 적이 없는(즉, 침입자의 정보를 제공받지 않은) 훈련병이다. 항원 정보를 제공받은 뒤에야 본격적인 전투 임무를 수행할 수 있다.

한편, 수지상세포의 한 종류인 형질세포형 수지상세포는 바이러스 감염을 탐지하여 항바이러스 면역의 핵심 물질인 '1형 인터페론Type I interferon'을 분비하여 T세포나 NK세포의 활성을 강화한다. 이 과정을 통해 세포 제거 능력이 한층 높아진다.

이러한 선천성 면역세포들은 추가로 주변에 위험 신호를 알리는 사이토카인과 방어를 위한 다른 면역세포의 유입을 촉진하기 위한 물질인 '케모카인Chemokine'을 분비하여 사스코로나바이러스-2에 대한 방어시스템을 구축하고, 면역체계를 강화한다. 정리하자면, 선천적 면역기능에 이상이 없는 한 1차 방어만으로도 바이러스의 침입을 상당히 방어할 수 있다.

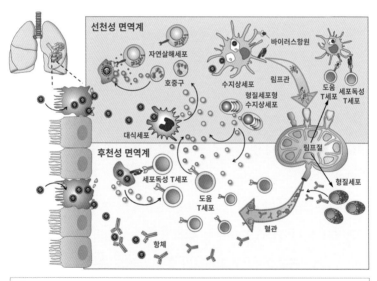

사스코로나바이러스-2에 대한 면역 메커니즘. 폐를 통해 침투하는 바이러스는 증식을 통해 감염된 세포 밖으로 분출되며, 이 바이러스를 제거하기 위해 몸 안의 면역체계가 활성화된다. 선천성 면역계(그림 위쪽)는 병원체 침입 초기에 활성화되며 우리 몸을 방어한다. 후천성 면역계(아래쪽)는 선천성 면역계에 연이어 활성화되며, 바이러스에 특이한 시스템을 갖추어 공격한다.(김영찬 그림)

## 바이러스 저격수: T세포와 B세포

우리 몸의 후천성 면역계는 특정 목표물을 타깃으로 하는 '저격수'로 구성돼 있다. 저격수 역할을 하는 T세포는 폐를 비롯한 전신에 초병처럼 퍼져 있고 림프절에는 집단으로 모여 있다. 항체라는 특수 무기를 다루는 저격수인 B세포 역시 림프절에 모여 있다.

T세포에는 다양한 종류가 있다. 감염된 세포를 직접 공격하는 세포독성 T세포, 사이토카인을 분비하여 다른 면역세포들의 활성을 조절하는 제1형 도움 T세포, B세포의 항체 형성을 유도하는 제2형 도움 T세포, 항원을 기억해뒀다가 다시 침입하면 공격하는 기억 T세포, 자연 살상 T세포 등이다. 이들은 바이러스 감염병에 대응하는 최고의 공격전투 요원들이다. 한편, B세포는 형질세포plasma cell로 분화되며 체내 바이러스 전파를 억제하는 바이러스 특이 항체를 생산하고 분비한다.

인간은 신종 코로나바이러스의 공격을 처음 당한 만큼 그에 대응하는 후천성 면역능력을 충분히 갖추지 못하고 있다. 그러나 계속 공격을 받으면 해당 T세포와 B세포가 훈련을 거쳐 충분한 대응능력을 갖추게 된다. 이에 따라 재발률은 급격히 감소하고, 집단면역이 증가한다. 그러나 집단면역에만 의존한 코로나19의 퇴치에는 많은 희생이 따르기 때문에 심사숙고할 사항들이 많다.

코로나19 예방 백신 및 치료제는 우리 몸의 이 후천성 면역계를 이용하는 것이다. 실제로 사스코로나바이러스-2의 예방과 치료를 위해 과학자들은 환자의 B세포에서 만들어진 항체를 분석하고 재조합하는 연구를 진행 중이다.

한편, 특수 T세포를 증가하는 치료방법도 대두되고 있다. 사스코로나바이러스-2에 특이하게 작동하는 기억 T세포의 초기 생성을 촉진하는 방식이다. 이를 위해서는 바이러스 제거에 효과적인 세포독성 T세포를 생성할 수 있는 면역원성 항원결정부위를 파악하고, 실제 코로나19 환자 혈청에서 해당 T세포 및 생성된 항체들이 바이러스 수치 및 예후에 어떠한 영향을 미쳤는지에 대한 연구가 필요하다.

## 바이러스 정복: 결국은 면역력이다

신종 코로나바이러스와 싸워 이기려면 면역력을 잘 유지하거나 높여야 한다고 각종 정보매체에서 조언한다. 실제로 젊고 면역력이 정상인 코로나19 환자들은 대부분 가벼운 감기증상을 보였으며 대증적인 감기치료제로도 원만하게 치료됐다. 반면 면역력이 약한 노인이나 기저질환이 있는 환자들은 적극적 치료를 받았음에도 폐렴이 악화되어 사망에 이르는 사례가 많았다.

우리 생활에서 흡연, 과음, 중증 스트레스, 과로, 극한환경작업 등은 면역력을 감소시키는 주요인이다. 이들을 피하고 충분한 안정과 영양섭취, 그리고 실외 가벼운 운동으로 면역력을 유지하는 것이 일상생활에서 코로나19를 이기는 가장 효율적인 방법이다. 이렇게 하다 보면 개발되는 예방백신과 치료약 그리고 집단면역력과 더불어 코로나19를 물리칠 수 있을 것이다.

**참고문헌**

· Huang. C., Y. Wang, X. Li et al.. 2020. "Clinical features of patients infected with 2019 novel coronavirus in Wuhan, China." *Lancet*, 395(10223): 497~506.

# 09

결국은 면역이다 &lt;하&gt;:

# 젊고 건강한 감염자를
# 위협하는 '사이토카인 폭풍'

이흥규 | KAIST 의과학대학원 부교수
정희은 | KAIST 의과학대학원 박사후연구원

바이러스의 침입에 대항하는 면역체계의 작동원리를 살펴본 08장에 이어, 여기서는 과도한 면역반응(사이토카인 폭풍)이 우리 몸에 손상을 주는 메커니즘을 더 심층적으로 소개하고자 한다. 인간을 감염시킬 수 있는 7종의 코로나바이러스 중 4종(HCoV-229E, HCoV-NL63, HCoV-OC43, HCoV-HKU1)은 가벼운 증상을 동반한 호흡기 감염의 원인에 지나지 않았다. 하지만 2002년 사스, 2012년 메르스, 그리고 코로나19의 유행으로 코로나바이러스는 인류의 생명을 위협하는 무서운 존재로 대두됐다.

코로나19는 면역력이 떨어진 노약자나 기저질환자에서 치사율이 높다. 젊고 건강한 사람의 상당수는 증상이 없거나 가볍게 앓고 지나간다. 하지만 젊은 환자들이 코로나19로 인해 생명이 위중해진 사례도 나타났다. 과도한 면역반응, 즉 '사이토카인 폭풍'이 그 원인일 것으로 추정된다. 사이토카인 폭풍은 질병의 치명률을 높인다. 1918년 발생해 2년 만에 5,000여만 명을 숨지게 한 스페인독감 때도 사이토카인 폭풍이 치명률을 높인 것으로 분석됐다. 스페인독감 사망자들의 주요 연령대는 20~30대였다. 이처럼 바이러스에 대항하는 무기인 면역은 바이러스의 '안전지대'에 있다고 자부하던 젊고 건강한 이들을 공격하는 무기가 되기도 한다.

# 면역: 병원체로부터 우리를 보호하는 아군

사이토카인 폭풍의 작동원리를 상세히 소개하기 전에 면역체계의 작동 과정을 다시 한 번 살펴보자. 면역체계는 외부에서 침투한 병원체를 인식하고, 이를 신속히 제거하여 병원체로 인한 피해를 막는다. 병원체에는 우리 몸의 구성성분과는 다른 고유한 특성(병원체연관분자유형PAMP)이 있는데, 우리 몸이 이 PAMP를 탐지하는 것이 바로 면역반응의 시작이다.

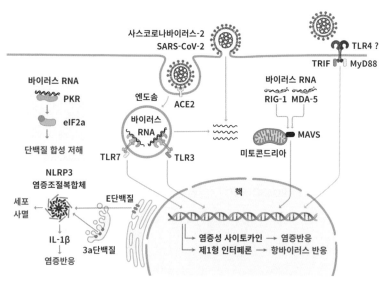

코로나바이러스의 침입은 선천면역세포의 유형인식수용체를 통해 인지된다. 이 수용체들은 세포 외부 혹은 세포 내부에 위치하며 바이러스의 특징적인 분자유형을 인식하고, 세포 내 신호전달 체계를 이용해 염증성 사이토카인 및 제1형 인터페론 등의 생성을 촉진하여 항바이러스 반응을 유도한다.

유전정보가 RNA에 담긴 사스코로나바이러스-2의 침입은 RNA를 인지하는 수용체(TLR3, TLR7, RIG-I/MDA-5)가 인식한다. 동시에 바이러스가 증식하는 과정에서 생성되는 이중가닥RNA$^{dsRNA}$를 탐지해 새로운 단백질이 합성되지 못하도록 막는 수용체(PKR)도 활동한다. 사스코로나바이러스-2의 경우 세균 내독소인 지질다당질$^{LPS}$을 인지하는 것으로 알려진 수용체(TLR4)도 관여한다고 밝혀졌다. 또, NLRP3라는 수용체는 사스코로나바이러스-2의 외피(E)단백질과 3a 보조단백질을 인식하여 염증성 세포의 사멸을 유도해 감염된 세포를 죽인다.

이러한 수용체들은 염증성 사이토카인과 제1형 인터페론$^{Type\ I\ interferon}$, 케모카인 등의 단백질 분비를 촉진한다. 제1형 인터페론은 주위 세포를 자극해 세포가 '바이러스 비상 체제'에 돌입하고, 바이러스의 증식을 억제할 수 있게 만든다. 이 과정은 선천성 면역계가 침입한 바이러스에 대응하는 가장 중요한 메커니즘 중 하나이다.

사이토카인과 케모카인은 세포와 세포 사이에서 신호를 전달하는 일종의 '세포 간 언어'이다. 케모카인은 세포의 이동을 유도하는 신호로 세포들을 특정 위치로 불러 모은다. 사이토카인은 여러 면역세포들을 활성화해 바이러스와 잘 싸울 수 있는 태세를 갖추게 하고, 동시에 후천성 면역계가 바이러스의 침입에 적절히 반응할 수 있도록 조절한다.

즉, 바이러스 제거에 가장 중요한 것은 사이토카인이 적절히 작용해야 한다는 것이다. 만약 과도한 면역반응이 일어난다면 사이토카인 폭풍Cytokine Storm이라는 역풍을 맞게 된다.

## 과過면역: 정상세포까지 손상시키는 적군

사이토카인 폭풍은 면역체계에 혼란이 생겨 우리 몸이 면역반응을 조절하지 못하여 발생한다고 알려져 있다. 사이토카인 폭풍은 사스와 메르스 때도 환자들의 폐 염증 및 손상을 일으키는 원인으로 지목됐다. 본래는 이로운 사이토카인이 왜 이런 해로운 결과를 가져오는 것일까. 사이토카인이 면역반응 외에도 세포의 분화 및 분열, 사멸, 혈관 확장 등 여러 현상에 복합적으로 관여하기 때문이다.

중국 연구진은 우한의 코로나 환자 41명을 분석한 결과 중증 코로나19 환자에서 IL-1β, TNFα, GM-CSF 등 염증성 사이토카인의 분비가 증가함을 관찰했다(Huang et al., 2020). 사이토카인 폭풍이 질환을 더 치명적이게 만들었다는 의미이다. 각 사이토카인의 '양면성'을 하나씩 살펴보자.

우선, 강력한 염증성 사이토카인인 IL-1β는 면역 반응에 관여하는 여러 단백질의 발현을 유도한다. 즉, IL-1β는 손상된 조직의 회복을 돕는다. 하지만 과도하게 분비되면 염증이 심화되고, 조직이 섬유화(딱딱하게 굳는 현상)된다.

TNF는 세포사멸신호를 전달하고, 세포의 자살 및 괴사를 유도하여 세포를 죽인다. 감염된 세포를 죽여 바이러스의 증식을 막을 수 있지만, 과도하면 건강한 세포까지 죽게 만들어 조직 손상을 유발할 수 있다. 최근에는 코로나19 중증 환자에게서 제1형 인터페론이 과도하게 생성되며, 본래 항바이러스 작용을 하는 제1형 인터페론이 염증 반응을 더욱 악화시킬 수 있다는 연구결과가 나오기도 했다(Lee et al., 2020).

또한, 백혈구의 성장인자로 작용하는 GM-CSF는 면역세포의 생성을 돕는 사이토카인이다. GM-CSF로 인해 증가된 호중구는 대식

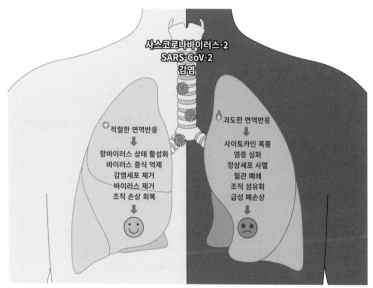

면역반응은 양날의 검이다. 적절한 면역반응은 바이러스의 증식을 억제하고 바이러스에 감염된 세포를 제거하는 등 이롭게 작용하지만, 과도하면 오히려 사이토카인 폭풍을 일으키고 정상세포에도 피해를 주어 조직 손상을 일으키며 심한 경우 사망에까지 이른다.

작용을 통해 감염세포를 빠르게 제거한다. 하지만 이 과정에서 발생하는 활성산소가 주변 세포에 손상을 주거나, 호중구 세포밖 덫NETs을 이용해 주위 세포를 무차별적으로 죽게 만들 수 있다. 또한 호중구는 엘라스타제라는 효소를 분비해 조직 손상을 일으키고, 혈소판을 끌어들여 혈액 응고를 촉진해 혈관을 막아버리기도 한다.

필자가 이끄는 연구진은 최근 중증 코로나19 환자들의 기관지 세척액에서 단일세포 유전정보를 분석했다. 그 결과, 중증 코로나19 환자의 기관지에는 호중구 세포 밖 덫과 연관된 유전자를 높게 발현하는 과활성화된 호중구가 많이 유입되었으며, 이들이 폐 상피세포 손상을 일으킴을 확인했다. 대식세포 등의 골수 유래 면역 세포가 내부의 당질코르티코이드(면역반응을 억제하는 호르몬) 수용체 발현에 따라 CXCL8과 같은 케모카인을 생성하고, 이 CXCL8이 호중구의 유입을 촉진시키는 것이다. 이 결과는 덱사메타손과 같은 당질코르티코이드가 중증 코로나19의 증상을 완화할 수 있는 가능성을 보여준다(Park et al., 2020).

특히, 폐 조직이 손상돼 호흡을 어렵게 만드는 급성 폐손상ALI: Acute Lung Injury은 사이토카인 폭풍으로 인해 빈번히 발생하는 증상이다. 심할 경우 급성 호흡곤란증후군ARDS으로 이어져 체내 산소 공급이 부족해지면서 기능 저하 및 다발성 장기부전 등이 발생하고, 사망에까지 이를 수 있다.

## 과도한 염증반응을 완화하는 항염증 치료제, 과연 효과는?

사이토카인 폭풍의 특효약은 없다. 다만 면역 억제 효과가 있는 '항염증 치료제'를 사용하는데, 스테로이드 계열의 글루코코르티코이드 및 비스테로이드성 항염증제가 이에 속한다. 그렇다면 과연 항염증 치료제가 코로나19 증상 완화에 도움이 될까? 이 질문에 대답을 제시하는 연구가 최근 발표되었다. 2020년 6월, 영국의 연구진들은 스테로이드성 항염증 치료제인 덱사메타손이 중증 코로나19 환자의 사망률을 크게 낮춘다는 연구 결과를 보고하며 세계의 주목을 받았다. 이후 덱사메타손은 영국과 일본에서 코로나19 치료제로서 긴급 승인을 받아 코로나19 환자에게 사용되고 있다.

그러나 항염증 치료제의 효과에 대해 확단하기는 아직 이르다. 스테로이드성 항염증제가 사스나 메르스 바이러스가 체내에서 제거되는 시간을 늦추는 악영향이 있다는 연구결과(Lee et al., 2004; Arabi et al., 2018; Hui, 2018)를 근거로 코로나19 치료에 적합하지 않다는 주장이 제시되기도 했으며(Russell, Millar and Baillie, 2020), 지난 2020년 3월에는 세계보건기구WHO가 항염증제 사용 금지를 권고했다가 이를 이틀 만에 철회한 해프닝도 있었다. 스위스 바젤대 의대 연구팀은 비스테로이드성 항염증제의 일종인 이부프로펜을 투여하면 사스코로나바이러스-2가 숙주세포와 결합할 때 사용하는 ACE2 수용체의 발현을 증가시킬 수 있다(사스코로나바이러스-2가 세포와 더 쉽게 결합할 수 있다)고 주장했고(Fang, Karakiulakis and Roth, 2020), 이에 WHO는 이부프로펜의 사용 금지를 권고했다. 하지만 이부프로펜 투여와 코로나19 증상 악화 사이의 연관성이 있는지 과학적인 근거가 부족하다는 지적이 이어지며 권고를 철회했다. 비스테로이드성 항염증제에 대한 논란은 여전히 계속되고 있다. 2020년 7월, 성균관대학교 약학대학 신주영 교수 연구팀은 비스테로이드성 항염증제 투여가 코로나19 환자의 증상을 악화시킨다는 연구 결과를 국제학술지 《임상 전염병 Clinical Infectious Diseases》에 게재했고, 안전성이 입증되기 전까지는 코로나19 환자에 대한 비스테로이드성 항염증제 사용에 주의할 것을 권고했다.

이처럼 아직까지 '명답'은 없다. 하지만 항염증 치료제의 투여가 중증 코로나19 감염자들에게서 발생하는 과도한 염증반응을 완화시키고 치사율을 낮출 가능성은 분명히 있다. 이에 대한 추가적인 연구 결과가 하루 빨리 발표돼 사스코로나바이러스-2의 치명률을 낮추게 되길 바라본다.

**참고문헌**

· Arabi, Y. M., Y. Mandourah, F. Al-Hameed, A. A. Sindi, G. A. Almekhlafi, M. A. Hussein et al.. 2018. "Corticosteroid therapy for critically Ill patients with Middle East respiratory syndrome." *American Journal of Respiratory and Critical Care Medicine*, 197: 757~767.
· Channappanavar, R, S. Perlman. 2017. "Pathogenic human coronavirus infections: causes and

consequences of cytokine storm and immunopathology." *Seminars in Immunopathology*, 39: 529~539.

· Chen, I. Y, M. Moriyama, M. F. Chang, T. Ichinohe. 2019. "Severe acute respiratory syndrome coronavirus viroporin 3a activates the NLRP3 inflammasome." *Frontiers in Microbiology*, 10: 50.

· Fang, L, G. Karakiulakis, M. Roth. 2020. "Are patients with hypertension and diabetes mellitus at increased risk for COVID-19 infection?" *Lancet Respir Med*.

· Fung, T. S, D. X. Liu. 2019. "Human Coronavirus: Host-Pathogen interaction." *Annual Review of microbiology*, 73: 529~557.

· Gramegna, A, F. Amati, L. Terranova, G. Sotgiu, P. Tarsia, D. Miglietta et al.. 2017. "Neutrophil elastase in bronchiectasis." *Respir Res*, 18: 211.

· Huang, C, Y. Wang, X. Li, L. Ren, J. Zhao, Y. Hu et al.. 2020. "Clinical features of patients infected with 2019 novel coronavirus in Wuhan, China." *Lancet*, 395: 497~506.

· Hui, D. S. 2018. "Systemic corticosteroid therapy may delay viral clearance in patients with Middle East respiratory syndrome coronavirus infection." *American Journal of Respiratory and Critical Care Medicine*, 197: 700~701.

· Jeong, H. E, H. Lee, H. J. Shin, Y. J. Choe, K. B. Filion and J. Y. Shin. 2020. "Association between NSAIDs use and adverse clinical outcomes among adults hospitalized with COVID-19 in South Korea: A nationwide study." *Clin Infect Dis*.

· Lee, N, K. C. Allen Chan, D. S. Hui. E. K. Ng, A. Wu, R. W. Chiu et al.. 2004. "Effects of early corticosteroid treatment on plasma SARS-associated Coronavirus RNA concentrations in adult patients." *J Clin Virol*, 31: 304~309.

· Lee, J. S., Park, S., Jeong, H. W., Ahn, J. Y., Choi . C. et al(2020) "Immunophenotyping of COVID-19 and influenza highlights the role of type I interferons in development of severe COVID-19". *Sci Immunol*, 5(49).

· Li, G, Y. Fan, Y. Lai, T. Han, Z. Li, P. Zhou et al.. 2020. "Coronavirus infections and immune responses." *J Med Virol*, 92: 424~432.

· Nieto-Torres, J. L, C. Verdia-Baguena, J. M. Jimenez-Guardeno, J. A. Regla-Nava. C. Castano-Rodriguez, R. Fernandez-Delgado et al.. 2015. "Severe acute respiratory syndrome coronavirus E protein transports calcium ions and activates the NLRP3 inflammasome." *Virology*, 485: 330~339.

· Park, J. H., Lee, H. K. (2020). "Re-analysis of single cell transcriptome reveals that the NR3C1-CXCL8-Neutrophil axis determines the severity of COVID-19." *Front. Immunol*. 11:2145.

· Russell, C. D, J. E. Millar, J. K. Baillie. 2020. "Clinical evidence does not support corticosteroid treatment for 2019-nCoV lung injury." *Lancet*, 395: 473~475.

· Stebbing, J, A. Phelan, I. Griffin, C. Tucker, O. Oechsle, D. Smith et al.. 2020. "COVID-19: Combining antiviral and anti-inflammatory treatments." *Lancet Infect Dis*.

· Tisoncik, J. R, M. J. Korth, C. P. Simmons, J. Farrar, T. R. Martin, M. G. Katze. 2012. "Into the eye of the cytokine storm." *Microbiol Mol Biol Rev*, 76: 16~32.

· Wang, J. 2018. "Neutrophils in tissue injury and repair." *Cell Tissue Res*, 371: 531~539.

· Wu, A, Peng Y. Huang B, Ding X, Wang X, Niu P. et al. 2020. "Genome composition and divergence of the novel coronavirus (2019-nCoV) originating in China." *Cell Host Microbe*, 27: 325~328.

· Zhou, P, X. L. Yang, X. G. Wang, B. Hu, L. Zhang, W. Zhang et al.. 2020. "A pneumonia outbreak associated with a new coronavirus of probable bat origin." *Nature*, 579: 270~273.

# 10

# 코로나바이러스는
# 어떻게 인간에게 옮겨 왔나

고규영 | 기초과학연구원 혈관연구단 단장
명경재 | 기초과학연구원 유전체 항상성 연구단 단장
김호민 | 기초과학연구원 바이오분자 및 세포구조 연구단 CI
심시보 | 기초과학연구원 연구지원본부장

## 중간숙주는 멸종 위기종인 천산갑

수십 년 전, 도시의 큰 한약방에 가면 진열대에 놓인 천산갑pangolin 박제를 볼 수 있었다. 지금은 멸종 위기종이지만 중국에서는 여전히 약재와 보양식으로 소비된다. 세계에서 밀매가 가장 많은 포유동물인 천산갑이 사스코로나바이러스-2의 중간숙주라는 과학적 증거(Lam et al., 2020; Zhang et al., 2020)가 잇따라 나오고 있다.

박쥐의 코로나바이러스는 중간숙주(중간 매개체)를 거쳐 인간에게 전염된 것으로 추정되어왔다. 최근 여러 연구진이 '연결 고리Missing Link'로 천산갑을 지목했다(일부 연구는 천산갑이 병원체 기원인 자연숙주일 수 있다고 주장한다).

야생동물의 바이러스를 인간에게 옮긴 숙주의 발견은 코로나19의 예방과 대응에 필수적이며 앞으로 일어날 또 다른 신종 바이러스 감

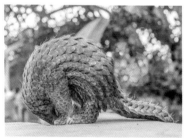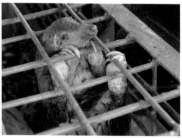

코로나19를 유발하는 사스코로나바이러스-2의 중간숙주로 지목된 말레이 천산갑은 동남 아시아 열대지역에서 서식하는 야행성 포유동물이다. 멸종 위기종으로 보호받지만, 여전히 불법 밀수되어 중국에서 약재와 식재료로 거래된다.

| 중증 급성 호흡기 증후군을 일으키는 대표적인 코로나바이러스 3종 | | | |
|---|---|---|---|
| | COVID-19 | MERS | SARS |
| 감염병 | 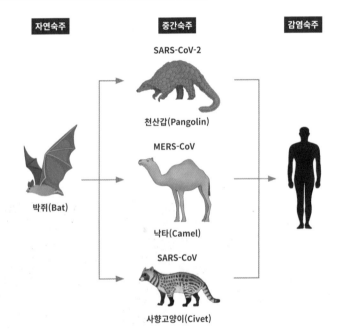 | | |
| 원인 바이러스 | SARS-CoV-2 | MERS-CoV | SARS-CoV |
| 기초감염재생산비($R_0$) | 2.0~2.5 | 0.3~0.8 | 3 |
| 치사율 | 3~4% | 34.4% | 9.6~11% |
| 잠복기 | 4~14일 | 6일 | 2~7일 |
| 지역전파율 | 30~40% | 4~13% | 10~60% |
| 매년 세계 감염자 수 | 계속 증가 | 420 | 8098(2003년) |

자연숙주　　　　　중간숙주　　　　　감염숙주

SARS-CoV-2

천산갑(Pangolin)

MERS-CoV

박쥐(Bat)

낙타(Camel)

SARS-CoV

사향고양이(Civet)

천산갑 기생 바이러스 연구를 2017년부터 수행한 중국과 홍콩의 연구진은 사스코로나바이러스-2의 자연숙주는 박쥐이며 중간숙주가 천산갑일 것이라는 과학적 증거를 제시했다.

염병을 선제적으로 막는 데 매우 중요한 지침이 될 것이다. 천산갑은 포유류이지만 특이하게 몸통이 큰 비늘로 덮여 있다. 야행성 동물로 잘 발달한 후각과 긴 혀로 곤충을 주식으로 삼는다. 사스코로나바이러스-2의 기원으로 추정되는 천산갑 종류(현재 8종이 있다)는 말레이 천산갑Malayan pangolion이다. 중국 우한의 수산시장이 코로나19의 발원지라는 것을 추정밖에 할 수 없는 이유는 발병이 알려진 이후 판매하던 야생동물들을 모두 제거하고 소독하여 현재는 시료를 채취할 수 없기 때문이다.

코로나바이러스는 외가닥 양성-극성positive-sense single-stranded RNA바이러스이다. 유전자 길이는 26~32kbkilobase로 RNA바이러스 중 가장 크다. 전자현미경으로 코로나바이러스를 관찰하면 가장자리 표면이 왕관이나 태양의 코로나를 연상시켜 코로나바이러스라고 명명되었다. 대표적 중증급성호흡기 증후군(COVID-19, MERS, SARS)을 일으키는 코로나바이러스 3종의 특징, 자연숙주, 중간숙주를 앞의 표와 그림에 알기 쉽게 설명했다.

## 인위적 바이러스 조작설은 사실이 아니다

천산갑에 기생하며 서식하는 바이러스(바이롬virome)를 연구하는 중국 화난Shantou대와 홍콩대의 합동바이러스연구소 연구팀은 2017년부터 2020년 3월까지 국제자연보전연맹ICUN이 밀수단속에서 확보한 천산갑의 폐와 장, 혈액을 받아 메타게놈 유전체 및 RNA 유전자 분석을 시행했다(Lam et al., 2020). 그 결과, 이번에 천산갑에서 새롭게 발견한 코로나바이러스의 유전체 서열이 사스코로나바이러스-2와 85.5~92.4% 정도 유사함을 알게 되었다. 박쥐와 천산갑에 존재하는 코로나바이러스 서열을 밝히고 이들과 사스코로나바이러스-2 사이의 유사성이 높음을 보여주는 연구결과는, 바이러스연구실에서 조작하여 에이즈바이러스 서열을 인위적으로 삽입했다는 주장(해당 논문은 게재 철회됨)이 사실이 아님을 보여준다.

## 스파이크단백질의 공통점이 인간 감염의 열쇠다

02장에서 설명한 바와 같이 코로나바이러스 막 표면에 돌기형태의 단백질(스파이크단백질)이 촘촘히 달려 있는데, 이 스파이크단백질은 숙주세포의 ACE2 수용체에 결합하여 바이러스가 숙주세포로 빠르게 침투하도록 지지해준다. 이 스파이크단백질이 숙주의 특이성, 선택성, 감염성을 결정한다. ACE2는 사람의 혀, 호흡기, 장내 상피세포막에 다량 존재한다. 주목할 만한 사실은, 천산갑에 공생하는 코로나바이러스와 사스코로나바이러스-2를 비교해보니 바이러스 감염과정에서 결정적 역할을 하는 스파이크단백질의 주요 아미노산이 거의 같다는 점이다.

연구팀이 분석한 천산갑 코로나바이러스와 사람에게 전파된 사스코로나바이러스-2의 스파이크단백질 수용체 결합부위RBD: Receptor binding domain의 중요한 아미노산 서열의 유사성은 97.4%에 달한다. 특히 결정적인 역할을 하는 것으로 알려진 아미노산 5개가 동일했다(반면, 박쥐에서 발견된 바이러스의 경우 사스코로나바이러스-2와 아미노산 1개만 동일하다). 숙주세포에 달라붙고 침투하는 바이러스 주요부위 아미노산이 거의 동일하다는 것은 천산갑의 바이러스가 인간에게 옮겨 왔을 것이라는 추론을 강력하게 뒷받침하는 증거이다.

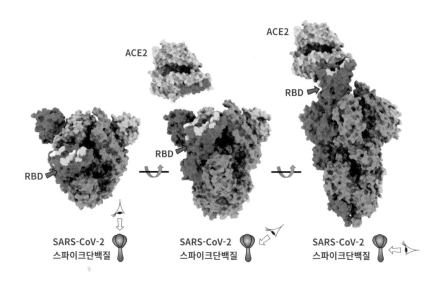

사스코로나바이러스-2 스파이크단백질에서 ACE2가 결합하는 부위를 보면 상당 부분이 천산갑 코로나바이러스와 서열이 같은 반면, 박쥐 코로나바이러스와는 서열이 다르다(노란색). 흰색은 스파이크단백질에서 ACE2와 결합하는 부위 중 사스코로나바이러스-2, 천산갑 코로나바이러스, 박쥐 코로나바이러스 모두 서열이 같은 곳이다, 파란색은 ACE2에서 코로나바이러스 스파이크단백질 RBD와 결합하는 부분이다.

## 유전자 재조합으로 전파력이 강해진 듯

그러나 코로나바이러스가 세포에 달라붙은 뒤 잘리는 스파이크의 특정 부위(furin-like S1/S2 절단부위: 숙주세포의 퓨린 단백질이 절단하여 바이러스 껍질 안의 유전자를 세포 내로 주입)는 사스코로나바이러스-2의 스파이크단백질에서만 발견된다. 천산갑에서 사람으로, 사람에서 사람으로 바이러스가 전염되는 동안 유전자 재조합이 일어났을 가능성이 높다.

이 과정에서 숙주세포 수용체와 강하게 결합하는 스파이크단백질의 특징이 강화되고, 이에 따라 전파력이 강한 코로나바이러스가 출현한 것이다. 정리하자면, 코로나바이러스는 박쥐에서 천산갑, 천산갑에서 사람, 사람과 사람으로 옮겨 가는 과정에서 자연유전자 재조합으로 전파력과 증상 모두 강력해진 신종 코로나바이러스로 변화한 것으로 추정된다.

RNA형 바이러스인 코로나바이러스는 유전정보를 RNA에 담고 있으며, 복제 과정에서 돌연변이가 자주 일어난다. RNA 게놈의 복제 과정에서 실수로 일어나는 돌연변이 외에도 코로나바이러스는 RNA의 유전자 재조합도 가능한 것으로 알려졌다(Lai, et al., 1985). 돌연변이는 염기 몇 개가 바뀌는 수준이지만 유전자 재조합은 유전자가 새롭게 구성되는 만큼 염기가 유전자단위로 크게 바뀌거나 삽입된다.

유전자 재조합은 유전정보를 섞어 생명체에 다양성을 부여하는데

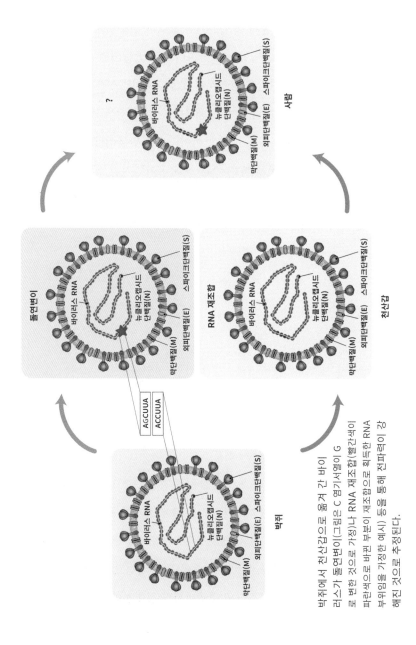

박쥐에서 전선감으로 옮겨 간 바이러스가 돌연변이((그림은 C 염기서열이 G로 변한 것으로 가정)나 RNA 재조합(빨간색이 파란색으로 바뀐 부분이 재조합으로 획득한 RNA 부위임을 가정한 예시) 등을 통해 전파력이 강해진 것으로 추정된다.

생식세포 분열과정에서 쉽게 볼 수 있다. 코로나바이러스의 변이 가능성은 숙주 안에서 새로운 형태의 바이러스를 만들어낼 수도 있음을 시사한다. 아마도 천산갑을 감염시킨 코로나바이러스가 개체를 복제하는 과정에서 돌연변이나 유전자 재조합 등의 과정을 거친 뒤, 새로운 숙주로 전파되어 개체를 증식할 바이러스를 만들어냈을 가능성이 있다. 이러한 돌연변이에 따른 수렴 진화나 자연적인 유전자 재조합을 통해서 코로나바이러스가 새로운 숙주를 찾았는지에 대해서는 연구가 더 필요하다.

## 반려동물과 가축은 감염 위험이 적지만 주의는 필요하다

아직까지 사스코로나바이러스-2가 가축, 고양이나 개, 그리고 실험동물들로 교차 감염된 사례는 잘 알려져 있지 않다. 벨기에에서 고양이 1마리, 홍콩에서 개 2마리가 감염되었다는 보도로 반려동물 감염에 대한 관심이 높아졌다.

중국 하얼빈 수의학 연구소가 학술논문 사전공개 사이트인 바이오아카이브bioRxiv(동료평가를 거치지 않은 논문)에 공개한 자료에 따르면 고양이는 코로나19에 감염될 수 있고 서로 전염시킬 수 있지만 개는 감염 가능성이 적다고 한다. 닭, 돼지, 오리 등도 위험도가 낮다. 고양이를 키우는 사람들은 걱정스러운 결과이지만 실험실에서 적은 수의

동물에 지나치게 많은 양의 바이러스를 주입한 테스트이므로 아직 걱정은 이르다는 것이 대부분 과학자들의 지적이다. 추가 실험과 연구가 더 진행되어야 할 것으로 보인다.

코로나바이러스의 스파이크단백질이 숙주세포와 결합하는 수용체인 ACE2의 주요 부위 서열이 사람과 고양이, 개, 가축 등은 약간 달라서 바이러스와의 결합력이 떨어질 것으로 예상되어 안심은 된다. 하지만 엄밀히 말하면 ACE2의 아미노산 일부가 조금 다른 것이므로 약간의 돌연변이를 거쳐 반려동물, 가축에도 감염되는 신종/변종 바이러스 출몰을 완전히 배제할 수 없다. 향후 계통별 감염 연구 또한 상당히 중요할 것이다. 바이러스와 감염병 전문과학자를 포함한 여러 분야 생명과학 전문가들과 함께 수의사, 동물학자들도 참여하여 신종 바이러스에 대한 국제적 감시망을 구성해야 하는 배경이다(Sun et al., 2020).

## 천산갑의 바이러스, 인간의 탐욕에 대한 경고장?

최근 한국 드라마 <킹덤>이 전 세계적으로 화제를 낳았다. 좀비와 전염병, 인간의 탐욕과 권력이 이 드라마에서 활용하는 주요 모티브이다. 탐욕에 의한 괴물의 탄생, 식인으로 인한 전염, 역병의 공격과 인간의 대처를 보노라면 코로나19 팬데믹으로 어려움에 처한 현실과 묘하게 중첩된다.

천산갑은 인간의 탐욕으로 자연에서 사라질 위기에 처해 있다. 천산갑과 공생하는 코로나바이러스가 마치 천산갑을 보호하고 인간의 무분별한 욕심과 자연 침해에 대해 경고하려고 인간을 공격하는 바이러스로 재빨리 변신한 것은 아닌지 상상하게 된다. 어찌 됐든, 바이러스는 개체수가 훨씬 많은 인간 숙주로 갈아탐으로써 증식하는 데 매우 유리한 환경을 누리고 있다. 천산갑은 사스코로나바이러스-2와 유사한 바이러스에 감염된 상태로 살아가고 있는데 왜 폐렴을 일으키지 않는지는 연구해볼 대상이다.

## 참고문헌

· Lam, T. T., N. Jia, Y. Zhang et al.. 2020. "Identifying SARS-CoV-2-related coronaviruses in Malayan pangolins." *Nature,* 583: 282~285.

· Zhang. C., W. Zheng, X. Huang, E. W. Bell, X. Zhou, Y. Zhang. 2020. "Protein structure and sequence reanalysis of 2019-nCoV genome refutes snakes as its intermediate host and the unique similarity between its spike protein insertions and HIV-1." *J Proteome Res*, 19(4): 1351~1360.

· Lai. M. M., R. S. Baric, S. Makino et al.. 1985. "Recombination between nonsegmented RNA genomes of murine coronaviruses." *J Virol*, 56(2): 449~456.

· Sun. J., W. T. He, L. Wang et al.. 2020. "COVID-19: Epidemiology, evolution, and cross-disciplinary perspectives." *Trends Mol Med*, 26(5): 483~495.

# 11

말라리아 치료제로 코로나19 치료?:

# '클로로퀸'은 어떤 작용을 하는가

명경재 | 기초과학연구원 유전체 향상성 연구단 단장

2020년 4월에는 말라리아 치료제인 클로로퀸Chloroquine과 하이드록시클로로퀸Hydroxychloroquine의 코로나19 치료효과에 대한 관심과 논란이 커졌다. 미국 트럼프 대통령이 치료제 가능성을 홍보하고 나선 데 이어 미국 코로나19 대응 TF팀 내에서 치료효과에 대한 논쟁이 벌어져 언론의 주목을 받았다.

트럼프 대통령은 클로로퀸에 대하여 게임 체인저Game changer라고 언급한 데 이어, 하이드록시클로로퀸 2,900만 회 복용량을 비축했다고 발표했다. 이어 하이드록시클로로퀸의 코로나19 치료효과를 두고 트럼프의 측근인 피터 나바로 백악관 무역제조업정책국장이 감염병 분야 권위자인 앤서니 파우치 국립알레르기전염병연구소NIAID 소장과 설전을 벌여 언론에 보도되었다. 나바로 국장이 '명백한 효과'를 주장했지만 파우치 소장은 코로나19 치료효과가 아직 일회적 수준에 그쳐 입증할 만한 수준이 아니라고 밝혔다.

## 말라리아 치료제, WHO '연대' 프로젝트와 'R&D 블루프린트'로 관심을 얻다

2020년 3월 세계보건기구WHO가 코로나19 치료제를 발굴하기 위해 전 세계적인 임상시험 프로젝트인 '연대Solidarity'를 발표했다. 코로나19 환자를 대상으로 한 임상시험 약물에 말라리아 치료제인 '클로로퀸'과 '하이드록시클로로퀸'도 포함되었다.

말라리아 치료제인 클로로퀸(왼쪽)과 하이드록시(하이드로)클로로퀸의 구조.

이와 함께 ▲에볼라 치료제로 개발 중이던 '렘데시비르Remdesivir', ▲에이즈 치료제인 로피나비르Lopinavir·리토나비르Ritonavir 혼합제 '칼 레트라Kaletra', ▲로피나비르·리토나비르 혼합제에 항바이러스 단백 질인 인터페론 베타β를 투여하는 치료법 등 네 가지 약물치료가 후보 군이다. 코로나19 환자 중 15% 정도인 중증환자에 대한 치료는 시간 을 다투기 때문에 기존 약물 중 효과가 있을 만한 것을 빠르게 찾자 는 프로젝트이다.

앞의 04장에서는 렘데시비르와 칼레트라의 작용 원리에 대해 설 명했다. 이번 장에서는 최근 이슈가 되고 있는 클로로퀸과 하이드록 시클로로퀸이 어떤 이유로 효과를 기대할 만한지 혹은 우려가 있을 지를 중점적으로 다루고자 한다.

1930년대 개발된 클로로퀸은 유사체인 하이드록시클로로퀸과 더 불어 모기가 옮기는 전염병인 말라리아 예방 또는 치료제로 오랫동 안 쓰이고 있다. 이 약물은 WHO가 2020년 2월에 발간한 「R&D 블루프린트R&D Blueprint」에서 치료제로서 가능성을 언급하면서 주목받기 시작했다. 그러나 아직까지 효과를 판단할 만한 임상데이터가 충분하지는 않다.

## 클로로퀸은 세포 안에서 어떤 작용을 하나

클로로퀸과 하이드록시클로로퀸은 세포 내 소기관인 엔도솜 endosome의 산성도를 낮추는 작용을 한다. 엔도솜은 물질의 세포 내 유입과정에서 형성되는 주머니 모양의 소포를 말한다. 세포 내 유입 초기(수분 이내)의 것을 초기 엔도솜, 후기의 것을 후기 엔도솜이라 한다. 막으로 둘러싸인 구조를 보이며 원형질막과 골지체 또는 리소좀 사이에서 물질 이동을 담당한다. 엔도솜의 산성도를 낮추면 몇몇 바이러스가 세포로 침입하지 못하므로 말라리아 감염을 막는 것으로 알려져 있다. 하지만 사스코로나바이러스-2는 세포 안으로 침입하는 과정이 달라 이러한 메커니즘으로 바이러스의 감염을 막을 것으로 생각되지는 않는다.

클로로퀸과 하이드록시클로로퀸은 세포 내에서 불필요한 단백질과 세포 구성성분들을 분해하는 오토파지autophagy(세포 내 청소시스템, 자가소화작용 또는 자가포식) 기능을 저해한다. 클로로퀸의 작용으로 오토파지가 활성화되지 않을 때 사스코로나바이러스-2의 증식을 차단할 수 있다는 가설이 있다.

오토파지는 세포 내 노폐물을 청소하는 시스템이다. 세포는 오토파지 기능으로 쓸모가 없어진 단백질이나 세포 내 소기관을 분해하여 에너지원으로 재활용한다. 세포 안에서 노폐물을 제때 제거하지 못하면, 세포 내 항상성이 무너지며 대사질환, 암, 뇌질환 등 각종 질병이 발생한다. 지난 2016년 일본 오스미 요시노리 도쿄공업대 명예교수가 오토파지를 조절하는 유전자와 그 기능을 밝힌 공로로 노벨생리의학상을 받았다.

오토파지는 '오토파고솜autophagosome(자가포식소체)'이라는 주머니 형태의 조직이 불필요한 단백질이나 세포 내 기관 등을 둘러싼 뒤 가수분해효소를 지니고 있는 리소좀이 결합하는 과정으로 진행된다. 분해효소는 오토파고솜 안의 물질을 잘게 분해한다. 오토파지를 활성화하거나 억제하는 방식은 여러 질병에 대한 치료전략으로 연구되고 있다.

## 오토파지를 억제하면 바이러스 증식이 저해되나?

코로나바이러스 계열의 바이러스에 감염되면 세포 내 오토파지 기능이 활성화되는 것이 관찰되었다. 오토파지에서 중요한 역할을 하는 오토파고솜이라는 세포 내 소기관과 코로나바이러스가 세포를 감염시킨 뒤 자신의 유전자 복제를 위해 만드는 소기관의 막 구조가 유사하다. 이로 인해 코로나바이러스가 증식할 때 오토파지가 중요한 역할을

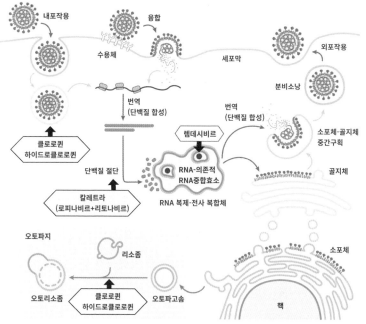

말라리아 치료제인 클로로퀸과 하이드록시클로로퀸은 오토파지를 억제하여 사스코로나바이러스-2의 증식을 일부 차단할 수 있다는 예측이 있다. 에볼라 치료제인 렘데시비르는 RNA 중합효소에 의한 바이러스 RNA 합성을 봉쇄하고, 에이즈 치료제인 칼레트라는 단백질가위와 결합해 바이러스의 증식을 차단하는 효과가 있을 것으로 예상된다.

할 수 있다는 가설을 바탕으로 한 연구(동물실험)가 진행되었다.

아직까지 그 연관성에 대한 확실한 증거가 제시된 것은 아니지만, 오토파지 과정에서 중요한 역할을 하는 LC3 단백질과 설치류를 감염시키는 코로나바이러스인 MHV<sup>Murine hepatitis virus</sup>의 Nsp8 단백질, 막단백질이 감염된 세포에서 같은 위치에 존재하는 것이 관찰되었다. 그리고 오토파지를 일으키는 데 중요한 ATG5 단백질이 존재하지 않은 경우 설치류 코로나바이러스의 증식이 현저하게 감소하는 현상이 있었다.

이러한 연구를 포함한 일련의 연구결과들을 통해 코로나바이러스 계열의 바이러스가 오토파지 작용의 일부를 자신의 복제와 증식을 위해 사용한다는 것을 짐작할 수 있다. 이 연구내용이 맞다면, 오토파지를 억제하면 코로나바이러스의 증식을 일부 차단할 수 있게 된다. 그렇다면 클로로퀸과 하이드록시클로로퀸이 오토파지 기능을 떨어뜨림으로써 코로나19에 대한 치료효과를 낼 수도 있다는 예측이 가능하다.

그러나 사스코로나바이러스는 세포를 감염시킨 뒤 오토파지를 야기하기는 하지만, 오토파지가 바이러스 증식에 꼭 필요하지 않다는 증거들도 있다. 예컨대, 사스코로나바이러스SARS-CoV는 ATG5가 없는 세포 안에서도 별문제 없이 증식한다는 연구결과도 있다. 바이러스 감염 시 오토파지가 활성화되는 현상은 감염된 세포의 바이러스에 대한 반응일 뿐이라는 주장도 있다(Maier et al., 2012).

최근에는 오토파지를 억제하면 오히려 코로나바이러스 치료에 해가 될 수 있다는 연구결과도 나왔다. 메르스코로나바이러스MERS-CoV를 연구한 이 논문에서는 오토파지를 활성화하면 메르스 바이러스의 증식이 저해되는 현상을 관찰했다(Gassen et al., 2019).

정리하자면, 오토파지 억제가 코로나바이러스 계열의 바이러스 증식을 막을 수 있다는 실험결과들이 있지만, 메르스의 경우는 오히려 상반된 결과를 보여준 것이다. 사스와 메르스에 대해 실험한 결과로 사스코로나바이러스-2에 대한 직접적인 실험과 연구가 없어 당장 결론을 내리기는 어렵다.

## 염증반응을 줄이는 효과

클로로퀸이 인체의 염증반응inflammation을 줄인다는 연구결과도 눈여겨볼 만하다(Landewé et al., 1992). 클로로퀸이 염증반응을 유발하는 유전인자들을 조절하여 염증반응을 감소시킨다는 논문은 많이 나와 있다. 이와 함께, 클로로퀸의 오토파지 억제 작용이 염증반응을 감소시킬 수 있는 가능성도 있다(Qian et al., 2017).

오토파지는 염증반응을 일으키는 여러 면역세포의 발생에 중요한 역할을 한다고 알려져 있다. 오토파지 작용은 활성화된 대식세포 사멸에도 중요한 역할을 하는 것으로 보고된 바 있다. 오토파지는 또한 염증반응을 유발하는 사이토카인 분비를 조절한다. 따라서 클로로퀸의 오토파지 억제 기능이 염증반응을 줄이는 결과를 낳을 수 있다.

코로나19 중증환자들은 과다한 염증반응으로 폐가 손상되기 때문에 염증반응을 막아주는 효과가 있다면 중증환자군에 도움이 될 수 있다. 이러한 연구결과들을 종합해볼 때, 클로로퀸과 하이드록시클로로퀸에 의한 오토파지 저해나 염증반응 감소가 사스코로나바이러스-2에 대한 치료효과로 이어질지에 대한 연구를 더 해볼 필요가 있다.

## 투여량이 많으면 심각한 부작용의 위험

클로로퀸이 코로나19에 효과가 있다고 보고된 사례들은 투여량이 매우 높은 것으로 알려져 있다. 투여량이 많으면 심각한 부작용이 나타날 위험이 있다. 동물실험에서 말라리아 외 다른 바이러스에 효과를 보인 경우에도 임상시험에서 많은 부작용이 동반되기도 했다.

클로로퀸은 심한 설사, 청각손실과 같은 부작용이 있을 수 있고, 하이드록시클로로퀸은 심장에 심한 무리를 줄 수 있기 때문에 주의가 필요하다. 클로로퀸이 코로나19에 효과가 있다는 것은 중국 연구진이 최근에 보고한 내용이 있으나(Gao et al., 2020), 정확한 데이터가 공유되지 않고 있어 확실한 데이터가 제공되어야 그 효과를 가늠할 수 있을 것이다. 프랑스에서 발표한 하이드록시클로로퀸의 코로나19의 효과에 대한 보고는 대조군이 정확하지 않아 결론을 내리기에 부적절한 것으로 보인다. 아무래도 정확한 효과에 대한 검증이 필요한 상황이다.

## 참고문헌

· Maier, H. J. and P. Britton. 2012. "Involvement of autophagy in coronavirus replication." *Viruses*. 4(12), 3440~3451.

· Gassen. N. C., D. Niemeyer D. Muth et al.. 2019. "SKP2 attenuates autophagy through Beclin1-ubiquitination and its inhibition reduces MERS-Coronavirus infection." *Nat Commun*, 10: 5770.

· Landewé. R. B., A. M. Miltenburg, F. C. Breedveld, M. R. Daha and B. A. Dijkmans. 1992. "Cyclosporine and chloroquine synergistically inhibit the interferon-gamma production by CD4 positive and CD8 positive synovial T cell clones derived from a patient with rheumatoid arthritis." *The Journal of Rheumatology*, 19(9): 1353~1357.

· Qian, M., X. Fang and X. Wang. 2017. "Autophagy and inflammation." *Clin Trans Med*, 6(24).

· Gao. J., Z. Tian and X. Yang. 2020. "Breakthrough: Chloroquine phosphate has shown apparent efficacy in treatment of COVID-19 associated pneumonia in clinical studies." *Biosci Trends*, 14(1): 72~73.

# 12

# 코로나19,
# 에어로졸로 전염될 수 있다

안광석 | 기초과학연구원 RNA 연구단 연구위원

코로나19의 공기 전파 논란이 뜨겁다. 비말(침방울)을 통한 직·간접적인 전염 말고도 공기 중에 떠다니는 바이러스로 전염될 수 있다는 가능성이 제시됐다. 내로라하는 전 세계 과학자들도 사스코로나바이러스-2의 공기 전파 가능성을 두고 의견이 분분하다.

호흡기 감염을 유발하는 바이러스는 여러 가지 크기의 입자를 통해 전파가 가능하다. 전통적으로 크기에 따라 입자의 지름이 5~10㎛보다 크면 '비말', 5㎛보다 작으면 '비말핵' 혹은 '에어로졸'로 정의한다. 그러나 비말 크기는 칼로 두부 자르듯 인위적으로 나눌 수 없는 연속체로 분포한다. 에어로졸은 학문 분야에 따라 개념이 다르다. 또 공기 전파와 에어로졸 전파도 서로 구분이 되지 않아 혼란스럽다.

비말 전파, 공기 전파, 에어로졸 전파 개념을 단순하고 명료하게 정리하기 위해서 이제 전문가들은 탄도학상으로 이동하는 분무 형태를 '비말'로, 크기에 상관없이 공기 중에 떠돌아다니는 입자를 '에어로졸'로 부르기 시작했다. 이 책에서도 이 정의를 따르고자 한다. 비말을 유리 세정제 분무 입자라 하면, 에어로졸은 초음파 가습기에서 분출되는 옅은 안개에 비유할 수 있다.

상대적으로 큰 비말은 중력으로 인해 감염원으로부터 2m 이내의 거리에 대부분 떨어진다. 비말이 이동하는 거리는 대화, 기침, 재채기에 따라 달라질 수 있으며, 이 중 재채기는 가장 멀리 비말을 보낼 수 있는 수단이 된다. 비말로 감염되는 것은 비말을 직접적으로 흡입하거나, 접촉 매개물(가령, 비말이 묻은 문고리나 엘리베이터 버튼)을 거쳐

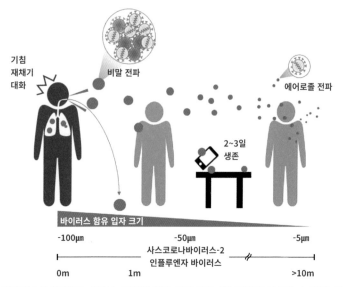

바이러스를 함유하는 입자는 크기에 따라 비말 혹은 에어로졸로 분류할 수 있다. 비말은 중력 때문에 대부분 2m 이내에 떨어지지만, 에어로졸은 상대적으로 더 멀리 이동한다. (김혜원 그림)

간접적으로도 일어날 수 있다.

반면, 에어로졸의 경우 더 멀리 이동한다. 미국 MIT 연구진은 바이러스를 함유한 에어로졸이 7~8m가량 이동할 수 있다는 분석을 내놓으며, 보건당국이 권장하는 2m 거리 두기 기준을 더 강화해야 한다는 의견을 밝히기도 했다(Bourouiba, 2020). 또 최근 중국 군사의학과학원 연구진은 병원 중환자실의 공기 표본을 채취해 검사한 결과, 바이러스가 환자로부터 최대 4m까지 전파된다는 연구결과를 발표했다(Guo et al., 2020).

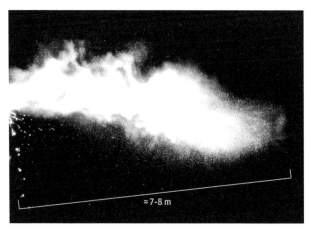

미국 매사추세츠 공대 연구진은 입에서 튀어나온 미세한 물방울이 초속 10~100m의 속도로 최대 8m까지 날아갈 수 있다는 연구결과를 《JAMA 인사이트》에 소개했다(Bourouiba, 2020).

하지만 특정 바이러스 입자가 에어로졸 상태로 있을 수 있다는 것과 감염까지도 가능한지 여부는 다른 차원의 문제이다. 에어로졸 전파는 비말 전파와 다른 몇 가지 특징이 있다. 첫째, 지름이 5㎛보다 작은 에어로졸 내에 병원체(바이러스)가 존재해야 한다. 둘째, 에어로졸이 충분한 시간 동안 공기 중에 머물러 있어야 하며, 2m 이상의 거리에 있는 사람을 감염시킬 수 있어야 한다. 신종 바이러스가 출현할 때마다 에어로졸 전파 가능성 여부는 학계에서도 매우 중요한 이슈로 부각된다.

에어로졸 전파 여부를 규명하려면 우선 다양한 크기의 에어로졸에 포함되어 있는 바이러스가 감염성이 있는지를 파악해야 한다. 바이러스는 감염성의 정량지표로 최소감염량minimum infectious dose이라는 개념을 사용한다. 이는 한 개체를 감염시킬 수 있는 바이러스의 최소 입자 수를 의미하며, 최소감염량이 적을수록 감염성이 높다.

바이러스의 최소감염량은 바이러스의 농도, 노출 시간, 숙주의 면역상태, 바이러스의 병원독성 등 복합적 요인으로 결정된다. 예컨대 에어로졸의 크기가 작아질수록 공기 중에서 멀리 이동할 수 있지만, 에어로졸에 포함된 바이러스 입자 수는 그만큼 적어지고 감염성은 떨어진다.

밀폐된 공간에서는 바이러스 농도와 노출 시간이 감염 여부를 결정하는 중요한 요소로 작용하며, 실험 조건 설정이 상대적으로 용이하다. 하지만 실제 환경처럼 열린 공간에서는 공기 흐름의 속도, 방향 등 예측하기 어려운 변수까지 고려해 감염성을 판단해야 한다. 에어로졸에 포함된 바이러스 입자 수, 배출 방법, 에어로졸 액체의 점도에 따라 달라진다. 비말 형태로 배출되더라도 수 초 내에 증발하면서 크기가 작아져 감염원으로부터 더 멀리 이동할 수도 있는데, 이 과정도 습도의 영향을 받는다. 이러한 복합적 요인을 모두 고려해야 하므로 바이러스의 에어로졸 전파 가능성을 규명하는 데는 몇 년이 걸린다.

## 코로나19, 에어로졸로 전파된다? 안 된다?

코로나19가 에어로졸 상태로 전염될 수 있는지에 대해서는 의견이 엇갈리고 있다. 중국과 미국의 연구진이 백화점 입구, 병원 내외부 등의 공공장소에서 코로나19 RNA를 검출했다고 보고했으나, 채집된 에어로졸 샘플이 세포를 감염시킬 수 있는지까지는 밝혀지지 않았다. 세계보건기구WHO는 바이러스 RNA 검출이 전파 능력이 있는 바이러스의 존재를 의미하는 것은 아니라고 주장한다. 또한, WHO가 중국 7만 5,000여 명의 코로나19 환자를 자체 조사한 결과에서도, 공기 전파의 증거는 찾을 수 없었다고 발표한 바 있다(WHO, 2020).

미국 연구진은 코로나19가 에어로졸에서 3시간, 무기물 표면에서는 2~3일간 생존할 수 있다고 분석했다(Doremalen et al., 2020). 또 코로나19 환자 2m 이내 공기 표본에서 사스코로나바이러스-2의 RNA를 발견했다는 연구도 있다. 그러나 이들 연구는 인공적인 조건하에서 도출된 결과라는 점에서 실제 생물학적 환경을 완벽히 반영하지는 못한다.

최근 연구 결과는 바이러스 입자를 함유한 에어로졸이 공기 중에 3시간 동안 떠다닐 수 있고, 이러한 에어로졸이 실제로 감염성이 있음을 보여준다. 과학자들은 비말에 의한 전파라고 분류했던 기존 감염의 상당수도 에어로졸에 의한 것이었으며, 5~10$\mu$m보다 큰 비말도 일정 시간 공기 중에 머무를 수 있다고 보고했다. 현재까지 공기로 전염된다고 알려진 감염성 질환은 홍역, 수두, 천연두, 결핵 네 종류뿐이다. 홍역 바이러스의 경우 감염된 어린이가 잠시 머물렀던 병원 대기실을 2시간 후에 다른 어린이가 방문하여 감염된 사례가 보고된 바 있다. 코로나19가 비말뿐만 아니라 에어로졸에 의해서도 감염될 수 있다는 증거는 확고해 보인다. 다만 코로나19 전파력이 공기 전파의 제왕이라고 하는 홍역에 비할 정도는 아니다.

2020년 3월 전 세계 과학자 239명은 에어로졸도 감염 경로임을 공식 인정하라는 내용을 담은 청원서를 WHO에 보냈다(Morawska and Milton, 2020). 이에 WHO는 3월 9일 "붐비고 환기가 잘 안 되는 실내 공간에서 공기 전파의 가능성을 배제할 수는 없다"라고 밝혔다. 팬데믹 상황에서 WHO의 공식 입장은 각국의 방역 대책, 여행과 무역, 산업 등에 큰 영향을 미치기 때문에 신중하고 보수적인 경향이 있다. 각국에서 시행하는 2m 이상 거리 두기도 WHO 지침에 따른 것이다.

우리나라와 같이 코로나19가 낮은 수준으로 통제되고 있는 곳에서는 에어로졸에 의한 실내 집단감염이 2차 파동의 복병이다. 바이러스 감염은 바이러스 농도와 노출 시간에 비례해 결정된다. 야외에서는 바이러스 농도가 농축되지 않아서 에어로졸 감염이 일어나기 어렵다.

에어로졸 감염은 환기가 불충분한 실내에서 주로 일어난다. 교실·식당·클럽·종교시설·예식장·장례식장·대중교통·노래방·요양병원·헬스장 등은 에어로졸 집단감염에 취약하다. 1,000건 이상의 집단감염은 대부분 실내에서 발생했다. 광저우 한 식당에서 코로나19 환자가 9명을 감염시켰다. CCTV를 분석해본 결과 이들 감염자의 대부분

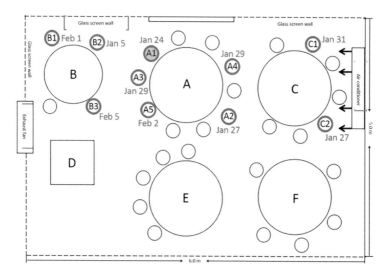

중국 광저우의 한 식당에서 코로나19에 집단 감염된 사례. 식당의 에어컨 바람이 사스코로나바이러스-2를 전파하는 역할을 한 것으로 분석됐다(Lu et al., 2020).

은 환자와 에어컨 바람 방향과 일직선상 테이블에 있었던 사람이다. 환자 바로 옆 테이블에 있던 사람들은 전혀 감염되지 않았다. 미국 워싱턴주에서는 환자 1명과 함께 실내에서 합창 연습을 했던 61명 중 32명이 감염됐다.

우리나라에서도 직업상 말을 많이 해야 하는 콜센터 건물의 같은 층에서 일하던 216명 중 94명이 감염됐다. 직원들이 로비·엘리베이터를 공유하지만 다른 층에서는 3명만이 감염됐다. 이들 사례는 비말입자보다는 에어로졸이 코로나19의 주요 감염 경로임을 뒷받침한다.

## 에어로졸로 전파되더라도
## KF80 이상 보건용 마스크로 예방할 수 있다

전파 방식에 상관없이 마스크 쓰기, 손 씻기, 사회적 거리 두기는 코로나19 예방에 여전히 중요하다. 실외에서는 공기 중 에어로졸 농도가 빠르게 희석되고 햇빛에 의해 바이러스가 불활성화기 때문에 감염 가능성이 적다. 에어로졸 체제에서는 실내 예방수칙이 더 철저하게 지켜져야 한다.

밀폐된 장소에서는 거리에 상관없이 마스크 착용을 해야 한다. 비말 체제에서는 정면으로 날아드는 비말을 차단하면 되지만, 에어로졸

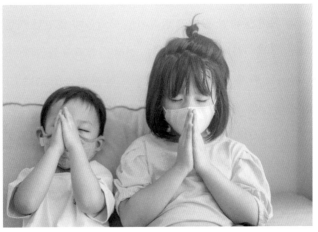

에어로졸 체제에서는 실내에서 더 철저하게 마스크를 쓰고 감염에 대비할 필요가 있다.

체제에서는 마스크의 옆면으로 새어나가는 에어로졸을 필터링할 수 있어야 한다. 그동안 비말 체제에 익숙해져 있던 시민들이 실외에서는 마스크를 철저히 쓰고 다니다가 식당·카페·사무실에 들어가면 오히려 마스크를 벗곤 하는데, 에어로졸 체제에서는 반대로 돼야 한다. 에어컨에 의해 공기가 재순환되는 밀폐된 실내 공간에서는 에어로졸이 먼 거리까지 퍼져서 집단감염이 일어날 수 있다.

TV를 보면 청중은 모두 마스크를 쓰고 있고 강연자만 마스크 없이 말하곤 하는데, 청중과 강연자 중 한쪽만 마스크를 써야 한다면 강연자가 마스크를 쓰는 것이 더 안전하다.

호흡기 감염성 질환을 예방하기 위해서 KF99, KF94가 더 효과적이겠지만 더운 날씨에 장시간 마스크를 착용하는 것은 고통스럽다. KF94, KF99는 평균 0.4㎛ 크기의 미세입자를 각각 94%, 99% 이상 걸러낼 수 있고 KF80 보건용 마스크는 평균 0.6㎛ 크기의 미세입자를 80% 이상 걸러낼 수 있다. 설령 코로나19가 비말 전파보다 더 위험한 에어로졸 전파로 전염된다고 가정할지라도 KF80 마스크는 여전히 코로나19 예방에 도움이 되는 셈이다.

또한 면 마스크 착용도 큰 사이즈의 비말을 차단할 수 있기 때문에 직접 감염을 감소시킬 수 있다. 사람은 무의식적으로 시간당 평균 20차례 얼굴을 만지는 습관이 있는데, 면 마스크와 보건용 마스크 모두 오염된 손에서 비롯되는 전염을 막는 효과도 있다. 마스크 착용보다 더 중요한 것이 마스크 관리 수칙이다. 많은 사람들이 마스크의 반복적인 탈착 과정에서 마스크 바깥 면을 손으로 접촉한다. 마스크 바깥 면에는 바이러스를 비롯한 온갖 미세입자들이 축적되어 있고, 코로나19는 비생체 무기물 표면에서 3~72시간까지 생존할 수 있다.

사스코로나바이러스-2, 메르스바이러스 그리고 인플루엔자와 같은 급성감염 바이러스는 숙주세포에서 재빨리 증식하고, 숙주의 면역반응이 활성화되는 2주 이전에 탈출해서 또 다른 숙주를 감염시키면서 살아가는 생존 전략을 가지고 있다. 유증상자나 확진자와 동선이 겹치는 사람에 대한 2주 격리는 이런 과학적 근거에서 나온 것이다. 따라서 치료제 개발이 늦어지더라도 코로나19 전염병은 개인위생 준수, 정부의 사회적 거리 두기 방역 대책에 자발적으로 협조하는 시민의식이 있다면 충분히 극복할 수 있는 대상이다.

**참고문헌**

· Maier. H. J. and P. Britton. 2012. "Involvement of autophagy in coronavirus replication." *Viruses*, 4(12): 3440~3451.

· Bourouiba. L., 2020. "Turbulent gas clouds and respiratory pathogen emissions: Potential implications for reducing transmission of COVID-19." *JAMA*, 323(18): 1837~1838.

· Guo, Z., Z. Wang, S. Zhang, X. Li, L. Li, C. Li et al.. 2020. "Aerosol and surface distribution of severe acute respiratory syndrome coronavirus 2 in hospital wards, Wuhan, China, 2020." *Emerging Infectious Diseases*, 26(7): 1583-1591.

· World Health Organization(WHO). 2020. "Report of the WHO-China joint missionon coronavirus disease 2019(COVID-19)." *World Health Organization*.

· van. Doremalen. N., T. Bushmaker, D. H. Morris et al.. 2020. "Aerosol and surface stability of SARS-CoV-2 as compared with SARS-CoV-1." *N Engl J Med*, 382(16): 1564~1567.

· Lu, J., J. Gu, K. Li et al.. 2020. "COVID-19 outbreak associated with air conditioning in restaurant, guangzhou, China, 2020." *Emerg Infect Dis*, 26(7): 1628~1631.

· Morawska, L. and D. Milton. 2020. "It is time to address airborne transmission of COVID-19." *Clinical Infectious Diseases*, ciaa939, https://doi.org/10.1093/cid/ciaa939.

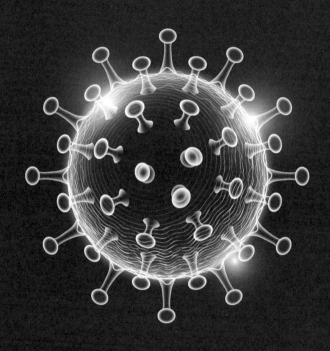

3부

# 코로나19에
# 맞서는 사회

13

치료 현장의 의료진 이야기:

# Into the Unknown,
# 신종 바이러스와 싸운 100일

김연숙 | 충남대병원 내과 교수
박재형 | 충남대병원 내과 교수

2019년 개봉한 디즈니의 애니메이션 <겨울왕국 2>(원제: <Frozen Ⅱ>)에서 주인공 엘사는 의문의 소리를 쫓아 '미지의 세계Into the Unknown'로 발을 디딘다. 이때 흘러나오는 주제곡 「Into the Unknown」에는 숨겨진 진실을 찾아 떠나는 엘사의 결기가 담겨 있다.

코로나19와 현장에서 싸운 필자들이 이 노래를 언급하며 이번 리포트를 시작하는 것에 대해 많은 사람들이 공감할 것이다. 신종 감염병에 대처해야 하는 의료진에게 (기존 유사 질환에서 약간의 힌트는 얻을 수 있었지만) 사스코로나바이러스-2에 대한 정보는 거의 없었다. 바이러스의 특징, 전파력, 구체적 증상, 증상 발현까지의 시간, 치사율 등에 대한 자료가 전무했다. 치료제 역시 없었다. 준비가 미흡한 상태에

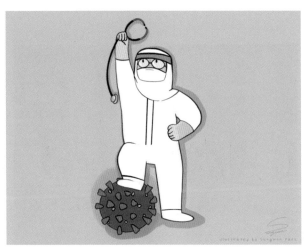

공동 필진인 박재형의 딸 박성원이 사스코로나바이러스-2와 싸우는 아빠의 모습을 떠올리며 그렸다. (박성원 그림)

서 보이지 않는 적과 맞서 싸워야 하는 입장이 되어버린 것이다.

## 메르스 사태의 교훈: 철저한 사전대비

필자들이 근무하는 충남대병원은 2015년 메르스MERS(중동호흡기증후군) 바이러스와 호되게 싸운 경험이 있다. 당시 186명의 환자, 38명의 사망자가 발생했고, 대전 지역에서만 25명의 확진환자가 발생했다. 짧은 시간 동안 20명이 넘는 메르스 환자가 우리 병원으로 몰려왔다. 이는 병원에 설치된 음압격리병상의 수용 규모를 초과하는 것이었다. 이동형 음압기를 갖추고, 공조시스템도 제대로 갖추지 못한 병실에서 추가 환자를 치료했다.

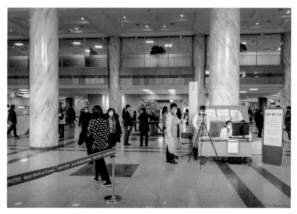

2020년 1월 20일 국내에 첫 코로나19 확진환자가 발생한 이후, 엄중한 경계 태세와 방역 시스템이 가동되고 있다.

이 경험을 교훈 삼아 충남대병원은 감염성 질환을 치료하기 위한 격리병동 시설을 개선했다. 메르스 중환자 치료에 애를 먹었기 때문에 개인 병실에서 인공호흡기, 체외막산소순환기ECMO 및 인공투석기를 사용할 수 있는 설비를 마련했다. 메르스 중환자 치료과정에서 조기에 체외막산소순환기를 사용했을 때 좋은 임상결과가 있었기 때문이다. 체외막산소순환기는 심장이나 폐기능이 악화된 환자들을 도와주는 의료장비이다. 환자에게서 혈액을 빼내 특수하게 고안된 산소공급 막을 통과시켜 산소를 풍부하게 만든 후, 다시 체내로 넣어주는 역할을 한다.

2020년 1월 20일. 국내 첫 코로나19 확진환자가 발생했다. 우리 의료진 역시 여러 국제학술지에 보고된 내용을 토대로 사스코로나바이러스-2에 대한 사전 공부를 시작했다. 하지만 여전히 코로나19 환자에 대한 치료 경험은 물론, 중국 의료진의 치료 사례를 공유할 수 있는 기회도 없었다.

국내 확진환자가 증가하면서 충남대병원에서는 감염관리실장인 감염내과 교수 김연숙(공동 필진)을 주축으로 COVID-19(코로나19) 중환자 치료팀을 선제적으로 조직했다. 코로나19라는 질병의 양상을 모르기 때문에 치료 시에 나타날 수 있는 여러 문제점을 해결할 수 있도록 각 분야 전문가들을 모아 팀을 꾸렸다. 치료의 주축이 되는 감염내과를 중심으로, 중환자의학, 호흡기내과, 신장내과, 심장내과, 흉부외과의 전문가들이 포함됐다.

감염내과에서는 환자의 진단 및 치료를 담당하고, 중환자의학과 호흡기내과는 인공호흡기와 기관지내시경 등의 치료를 보조하도록 했다. 심장내과는 치료 중 발생할 수 있는 심장 문제에 대한 협의 진료를 맡고, 신장내과는 투석이 필요한 경우 바로 시행하도록 준비했다. 흉부외과에서는 필요한 수술 치료를 담당하기로 했다.

## 체외막산소순환기를 조기 적용하여
## 중증환자 치료에 도움을 주다

2020년 2월 11일. 충남대병원에 첫 코로나19 환자가 입원했다. 이후 대구 및 청도에서 감염병 대유행이 발생했을 때 이들 중 중환자들을 전원轉院받아 치료하기 시작했다. 메르스 치료의 경험을 토대로 COVID-19 중환자 치료팀은 중증으로 나빠지는 코로나19 환자들에게 조기에 체외막산소순환기 치료를 진행했다. 3개월이 지난 현 시점에도 중환자 및 일반 환자를 잘 치료하고 있다(이 글의 초고를 적은 뒤 중환자 한 분이 안타깝게도 사망했다).

일반적으로 체외막산소순환기를 활용한 시술은 혈관조영술실이나 수술방에서 이뤄진다. 감염 전파 위험이 높아 이동이 제한적인 코로나19 환자들 치료를 위해 우리 병원에서는 흉부외과 전문의들이 격리병실에서 전동식호흡장치PAPR · Powered Air-Purifying Respirator와 전신보호복인 레벨D 개인보호구(착용과 탈의에만 10분 이상 소요된다)를 착

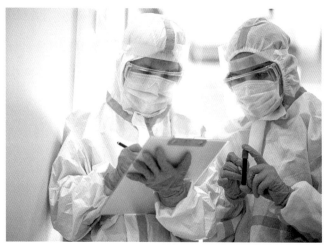

사스코로나바이러스-2에 대항하는 국내 의료진은 이 전쟁이 종결될 때까지 앞으로도 서로 협력하며 치료에 전력을 다할 것이다.

용하고 환자를 관리했다. 활력징후가 불안정한 초·중증 환자들을 치료하기 위해 약 10명의 전문의가 하루에도 수차례씩 보호구 착용의 번거로움을 가리지 않고 환자 진료에 전력을 다했다. 주 1회 모든 의료진이 모여 환자의 치료에 대해 상의했고, 필요시 소셜네트워크서비스SNS나 긴급모임을 통해 치료법을 논의했다.

바이러스에 대한 정보 갈급,
과학자와 의료진의 협력 연구가 절실하다

신종 바이러스로 발생하는 코로나19는 아직까지 완벽한 치료제나 백신이 개발되지 않았다. 충남대병원에 입원한 환자들은 다행히 중증 환자에 비해 경증 환자가 많아 특별한 치료를 하지 않아도 좋아지는 사례가 많았다. 중증 환자들은 인공호흡기나 체외막산소순환기로 환자의 면역체계가 바이러스와 싸워 이길 때까지 시간을 벌어주는 것이 유일한 치료인 경우가 대부분이었다.

바이러스에 대한 정보가 부족해 치료 과정의 예측이 어렵다는 점이 의료진을 가장 힘들게 했다. 그럼에도 진료 및 방역 현장에 투입되었던 다수의 의료진들은 바이러스 감염 위험을 무릅쓰고 환자 치료에 최선을 다했다. 충남대병원 COVID-19 치료팀은 유비무환有備無患의 자세로 코로나19를 대처했다. 사스코로나바이러스-2와의 전쟁이 종결될 때까지 앞으로도 서로 협력하며 치료에 전력을 쏟을 것이다.

국내 의료진은 메르스에 대한 뼈아픈 경험을 토대로 해외 의료진에 비해 신종 감염병에 조금 더 신중하게 대처할 수 있었다고 생각한다. 또 타 국가들에 비해 병원의 시설이나 장비도 잘 준비되어 있었다. 급박한 상황 속 해외 연구진의 치료 경험을 자세히 알 수 없었지만, 국내에서는 발생상황이나 치료에 대한 명확한 정보가 공유됐다.

아쉬움이 남는 부분도 있다. 기초과학 연구자들과 초기부터 함께 연구를 진행했다면 미지의 바이러스에 대응하는 능력이 더 높아졌을 것이다. 코로나19는 아직 끝나지 않았고, 또 다른 신종 바이러스는 언제든 찾아올 수 있다. 지금이라도 기초과학자와 의료진이 공동연구를 시행해야 한다. 향후 다른 신종 감염병이 발생했을 때 곧바로 공동연구를 시작할 수 있는 제도적 장치를 마련해두는 것도 좋은 방법일 것이다. 우리나라의 기초과학은 세계적 수준이기 때문에 기초과학자와 임상 의료진의 협동연구를 활성화한다면, 대응에 충분한 시너지를 낼 수 있을 것이다.

# 14

# '**K진단**'과 과학자들의 연대

이창준 | 기초과학연구원 인지 및 사회성 연구단 인지 교세포과학 그룹 단장

코로나19와의 전쟁은 현재진행형이다. 역사상 두 번째 팬데믹으로 기록된 신종플루 유행 당시의 사망자 수를 벌써 넘어선 지 오래이다. 공식 집계되지 않은 환자까지 고려하면 피해는 이보다 더 클 것이다. 미국에서는 매일 1,000명 이상의 사망자가 나오고 있지만, 미국 언론은 실제로는 이보다 사망자가 더 많을 것이라고 보도한다. 확진 환자가 사망한 경우에만 통계에 기록되기 때문에, 검사를 받지 못한 채 사망한 사례까지 고려하면 피해가 훨씬 더 클 수 있다.

치료제와 백신이 없는 현 시점에서 코로나19를 정확히 빠르게 진단하고, 격리 치료를 통해 확산을 방지하는 것이 우리가 가진 유일한 방패이다. 코로나19 사태에서 우리나라가 강점을 보인 부분이기도 하다. 한국의 진단 및 방역시스템은 'K방역'이라는 별명을 얻으며 전 세계에 K팝만큼이나 영향력을 펼치고 있다.

국제학술지 《네이처Nature》 역시 2020년 5월 28일 한국 특집호를 발행하면서 "K방역의 성공은 기초연구 투자 덕"이라며 "한국은 코로나19 진단키트를 신속히 개발·생산하며 과학 분야의 세계적 리더로 발돋움했음을 세계에 보여줬다"라고 평가했다. 저명 학술지가 우리 기초연구 역량을 칭찬한 것은 기분 좋은 일이나, 인류가 직면한 코로나19라는 위기 상황은 여전히 엄중하다. 문제해결을 위해서는 진단과 방역 관련 지식이 국경을 넘어 과학자 네트워크에서 적극 공유되어야 한다.

# 코로나19 진단, 바이러스가 남긴 증거물을 찾아낸다

코로나19 진단은 어떻게 진행될까. 숙주세포에 침입한 사스코로나바이러스-2는 자신의 유전물질을 세포 내에 복제하는데, 진단은 바로 이 유전물질을 검출하는 과정이다. 피고인이 무죄인지 유죄인지를 판단하는 일종의 법정으로 생각할 수 있다. 확진을 위해서는 피고인(사스코로나바이러스-2)이 현장에 남긴 증거(유전물질)를 찾아내 범인임을 입증해야 한다.

진단을 위해 검사소에 방문하게 되면 우선 긴 면봉을 이용해 상기도(코에서 후두까지 공기가 유입되는 길)를 긁어 검체를 채취한다. 이곳에 사스코로나바이러스-2가 숙주세포와 결합할 때 사용하는 ACE2 수용체가 많이 위치하기 때문이다. 감염 확률이 높은 세포들을 집중적으로 검사하기 위한 전략이다.

면봉으로 세포를 채취한 뒤에는 세포막을 용해시킨 뒤, 특수 제품을 사용해 순수한 RNA를 분리한다. 분리된 RNA에는 숙주세포와 바이러스의 RNA가 모두 포함돼 있는 상태이다. 이후 RNA는 불안정하여 진단에 사용하기 어렵기 때문에, RNA를 DNA로 바꿔주는 과정을 거쳐야 한다. 이 역할을 담당하는 역전사효소는 바이러스의 RNA 염기서열을 기초로 상보적 DNA^cDNA: complementary DNA 서열을 합성하여 제작한다. cDNA는 불안정한 상태의 피고인인 RNA의 의견을 대변해주는 변호인 역할을 하는 셈이다.

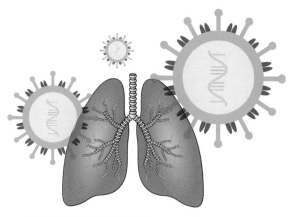

사스코로나바이러스-2의 침입으로 코로나19에 감염된 폐.

검체의 RNA를 토대로 cDNA를 합성한 뒤에는 유전정보 확인 실험이 본격적으로 시작된다. 가장 보편적으로 사용되는 실시간 중합효소연쇄반응RT-PCR: Real Time-Polymerase Chain Reaction 기술은 미량의 DNA 시료에 담긴 유전정보를 수 시간 내 수십만 배로 증폭시킬 수 있는 방법이다. 우리 몸속 DNA가 DNA 중합효소를 이용해 복제되는 과정을 모방해 개발됐다.

이를 위해서는 대상이 되는 유전자 서열에만 특이하게 결합해 원하는 유전자만 증폭시키는 '프라이머'가 필요하다. 약 3만 개의 사스코로나바이러스-2 RNA 염기 중 18~20개로 구성된 염기서열과 정확하게 일치하는 상보 서열을 갖고 있어야 특이한 결합이 가능하다. 프라이머 설계가 잘 돼야 피고인이 숨겨둔 증거를 증폭시켜 유죄를 입증할 수 있다.

증폭은 cDNA에 열을 가해 DNA의 이중나선을 단일가닥으로 풀어준 뒤, DNA 복제가 진행되는 부분에 프라이머를 결합시켜 진행한다. 열에 강한 고온성 박테리아 유래의 DNA 중합효소가 증폭에 사용되고, 이 과정이 30~40회가량 반복된다. 유전물질의 양은 각 과정을 반복할 때마다 2배씩 증가한다. 이중나선 가닥 사이에는 형광물질을 삽입하는데, 증폭된 유전자의 형광 값은 바이러스 유전자의 존재 여부를 확인할 수 있는 지표가 된다.

## 진단용 프로토콜 전 세계 공유…
## 생물학 실험실 활용 가능성

국내 코로나19 누적 검사 수는 총 100만 건을 넘어섰다. 그간 의료진은 매일 2만 건에 육박하는 검사를 수행했다. 이 중 양성 판정을 받은 비율은 1.2%뿐이다. 검사 후 판정 결과가 나오기까지 수일이 걸리기 때문에 양성 여부와 관계없이 피검사자들은 불안에 떨며 결과를 기다린다.

코로나19 확산을 지켜보던 필자와 기초과학연구원IBS 인지 및 사회성 연구단 연구진은 이 사태를 과학적 지식을 활용해 해결할 수 있는 방안을 고민하기 시작했다. 사실 RT-PCR는 생물학자들에게는 꽤나 익숙한 기술이다. 대다수 연구자들이 유전자 발현 양을 확인하기 위해 실험실에서 많이 사용해봤을 터이다. 고민 끝에, 생물안전 2등급BL2 시설을 갖춘 실험실에서 '확실한 음성'을 판단할 수 있는 검출법을 떠올렸고, 두 편의 논문을 통해 세계 과학계에 이 아이디어를 제시했다(Won et al., 2020; Park et al., 2020).

우리 연구진은 코로나19 진단용 프라이머를 새로 제작했다. 앞서 언급한 것처럼, 프라이머는 정확한 진단을 위해 가장 중요한 요소이지만, 코로나19 출현 초기에 미국과 중국에서 발표한 진단용 프라이머 서열에 신뢰성 문제가 불거졌기 때문이다. 실제로 체코를 비롯해 중국에서 진단키트를 구매한 나라들은 80%가량의 진단키트가 잘못

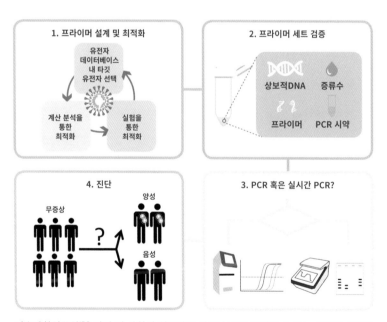

기초과학연구원IBS 인지 및 사회성 연구단은 코로나19를 검출할 수 있는 새로운 프라이머를 설계하고, 제작된 프라이머를 검증할 수 있는 가이드라인을 제시했다.

된 결과를 나타냈다고 한다. 우스꽝스럽지만 '코로나 진단키트, 물만 넣어도 반응이 나와'라는 제목의 기사까지 언론에서 보도됐다. 위양성(음성을 양성으로 판단하는 오류)이 높은 만큼, 이 프라이머를 그대로 진단에 활용할 수는 없었다.

RNA 연구단이 사스코로나바이러스-2에서 추출한 RNA를 분양받아 프라이머 9세트를 제작했다. 이들 프라이머는 사스코로나바이러스-2에만 특이하게 존재하는 DNA 네 부위를 증폭시킨다. 이후 우리가 개발한 프라이머를 사용할 사용자들을 위해 프라이머 검증 가이드라인까지 제시했다.

이후 이 프라이머를 음성 판별을 위해 사용할 수 있도록 검사 프로토콜을 고안했다. 제안한 프로토콜에서 피검사자들은 직접 면봉으로 자신의 편도를 긁어 검체를 채취하게 된다. 2차 감염 확산을 줄이기 위해서이다. 이후 면봉은 트라이졸Trizol 시약에 담겨 불활성화된 상태에서 연구자들에게 전달된다. 트라이졸 시약은 의료기관에서 RNA 추출에 사용하는 시약보다 저렴한 동시에 바이러스를 불활성화시키기 때문에 안정성이 높다는 장점이 있다.

그다음 단계는 PCR이다. 우리 연구진은 개발한 프라이머를 한데 모아서 한 번의 검사로 4개 표적부위를 동시에 검사할 수 있는 방법을 고안해 정확성을 높였다. 만약 네 부분에서 모두 음성반응이 나오면 코로나19에 감염되지 않았음을 확실하게 검증할 수 있다. 한 부분이라도 양성반응이 나오면 정부의 정식 검사기관에서 최종 판별하도록 안내하게 된다. 대학 연구실에서 1차로 감별하고, 감염 여지가 조금이라도 있다면, 진료소에서 2차 판별을 할 수 있도록 안내하는 과정으로 진료소의 '진단 과부하' 걱정을 덜어줄 수 있다.

연구실 안전성을 고려한
사스코로나바이러스-2(SARS-CoV-2) 검출 프로토콜

검체 채취실

생물안전 2등급 실험실

목구멍 면봉채취법

연구개
목젖
편도
면봉
혀
설압자

DMEM에
용해된 조직
검체

트라이졸(Trizol)을 이용한
감염성 바이러스 불활성화

트라이졸

전체 RNA 추출

RNA

cDNA 합성

RNA
역전사효소
완충용액
PCR
Master Mix cDNA

실시간 중합효소 연쇄 반응 및
사스코로나바이러스-2 검출

사스코로나바이러스-2
(SARS-CoV-2)

RNA

cDNA

역전사

중합효소
연쇄반응 산물

사스코로나바이러스-2
특이한 프라이머를
이용한 실시간 중합효소
연쇄반응

연구실 안정성을 고려한 사스코로나바이러스-2 검출 프로토콜. IBS 연구진은 생물학 실험실에서 진행할 수 있는 민감성 높은 검출법을 제안했다.

여러 회사들은 세계보건기구WHO가 공개한 프라이머 서열이나 자체 설계한 프라이머를 사용해 진단키트를 개발한다. 국내 회사들에서 개발된 진단키트 프라이머 서열 정보들은 지적재산보호 차원에서 철저히 비공개되어왔다. 그들이 개발한 검출 프라이머 서열을 알 수 없기에 위양성 가능성을 확인해볼 수 없다. 따라서 우리 연구진은 개발한 프라이머 제작 및 검증 가이드라인을 공개했다. 진단키트를 개발하고자 하는 전 세계 회사들이 정확한 프라이머를 응용할 수 있길 바라는 마음에서이다.

## 코로나19라는 공공의 적에 대항하는
## 전 세계 과학자 연대

코로나19 사태는 과학자들의 연구에도 영향을 미쳤다. 논문이 게재된 후 미국 버지니아대와 에모리대, 로스앤젤레스캘리포니아대 UCLA 연구진은 실험용 면봉이 부족해 실험을 검증해볼 수가 없다며, 면봉을 보내줄 수 있냐는 부탁을 해 오기도 했다. 스리랑카 페라데니아대 연구진은 코로나19로 인해 스리랑카의 프라이머 제작 회사가 가동되지 못한다며, 프라이머를 요청해 오기도 했다(코로나19로 인해 스리랑카까지 직접 배송이 불가능하여 싱가포르를 거쳐 배송했다).

우리 논문은 3월 오픈액세스로 공개된 후 2개월 만에 조회수 2만 1,046회를 기록했다. 9,200회 다운로드되고, 20회나 인용됐다. 최근

까지도 유럽, 미국, 아시아를 포함한 세계 각지의 연구진은 우리 연구진이 개발한 사스코로나바이러스-2 진단 프로토콜을 활용해보고자 많은 질문을 보내오고, 이에 답장을 보내며 바쁜 시간을 보내고 있다.

코로나19 사태라는 미증유의 재앙 속에서도 우리가 얻는 교훈은 있다. 과학자 연대의 중요성이다. 지금 세계의 과학자들은 코로나19를 이겨내기 위해 그 어느 때보다 활발히 지식을 공유하고 또 협력하고 있다. 인류 공동의 재난에 맞선 과학자들의 연대 속에서 피어난 아이디어가 코로나19는 물론 향후 발생할 감염병 사태 해결에 기여하리라 믿는다. 필자도 지난 몇 달간 과학자의 한 명으로서 할 수 있는 최선을 다했고, 우리 연구진이 발견한 지식이 세계 어딘가에서 도움이 될 수 있기를 바란다.

**참고문헌**

· Won, J., et al.. 2020. "Development of a laboratory-safe and low-cost detection protocol for SARS-CoV-2 of the coronavirus disease 2019(COVID-19)." *Exp Neurobiol*, 29(2): 107~119. doi: 10.5607/en20009.

· Park, M., et al.. 2020. "Optimization of primer sets and detection protocols for SARS-CoV-2 of coronavirus disease 2019(COVID-19) using PCR and Real-Time PCR." *Exp Mol Med*, 52: 963~977.

# 15

# 사회적 거리 두기와
# '코로나 우울'

이은이 | 기초과학연구원 시냅스 뇌질환 연구단 초빙연구위원

코로나19는 사회적 거리 두기, 격리 등으로 직업, 가정, 학업, 취미에 이르는 일상의 모든 영역에 변화를 요구했다. 이에 대응하는 사람들의 마음에는 우울감, 불안, 염려뿐만 아니라 사회적 단절, 무기력감 등 다양한 강도와 범위의 사회적·심리적 과제들이 생겨났다.

사회성을 연구하는 신경 과학자이자 정신과 의사로서 필자는 코로나19로 인한 이런 변화를 총칭하는 말이 '코로나 우울'이라고 생각한다. 이 글에서는 코로나 우울 중 사회적 격리가 가져올 수 있는 심리적 영향에 대해 고찰해보고자 한다.

## '온기'의 중요성: '관계 맺기'를 못 할 때 생기는 변화

독립생활을 하는 일부 생명체를 제외하고, 대다수의 동물은 본능적으로 사회적 관계를 필요로 한다. 단지 생존에 유리해서가 아니다. 우리 뇌가 본능적으로 원하기 때문이다. 사람의 체취와 체온은 교감신경의 흥분을 낮춰 정서적 안정감을 가져다준다. 장기적으로는 심혈관 질환, 면역 기능에 변화를 줘 수명에도 영향을 미친다.

온기의 중요성을 보여주는 대표적인 심리학 실험이 있다. '가짜원숭이 실험'으로 알려진 미국 심리학자 해리 할로Harry Harlow의 실험이다(Harlow, 1958). 할로 박사는 새끼 원숭이의 우리 안에 먹이를 주는 '철사 엄마'와 부드러운 천으로 만들어진 '헝겊 엄마'를 넣어주고 실험을 진행했다. 새끼 원숭이가 생존을 위한 먹이에 더 집착하는지 아니면 부드러운 감촉에 집착하는지를 알아보기 위해서였다.

실험 결과, 새끼 원숭이는 허기가 질 때만 철사 엄마에게 가서 젖을 먹을 뿐, 그 외 시간은 헝겊 엄마에게 붙어 있었다. 심지어 헝겊 엄마에게 매달려 철사 엄마의 젖을 먹고, 공포를 느끼면 안정될 때까지 헝겊 엄마에게 붙어 있었다. 본능적 욕구보다도 포근하고 따뜻한 품에 애착을 느낀다는 것이다. 이 연구결과는 「사랑의 원천」이라는 제목의 논문으로 1958년 국제학술지 《아메리칸 사이콜로지스트 American Psychologis》에 실렸다. 인간은 필요에 의해서보다는 근원적으로 사회적 자극을 본능적으로 찾도록 설계되어 있다. 만약 이것이 결핍되는 경우를 상정해보자. 사회적 결핍이 뇌 구조를 변화시킨다는 연구결과는 허다하다. 지난 2020년 1월 6일 《미국 국립과학원회보

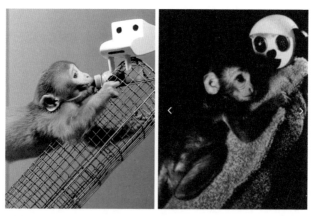

해리 할로의 가짜 원숭이 실험. 새끼 원숭이는 철사 엄마(왼쪽)와 헝겊 엄마
(오른쪽) 중 촉감이 포근한 헝겊 엄마에게 더 애착을 보였다.

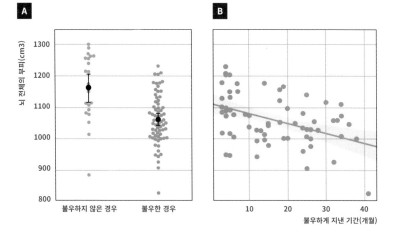

| A | |
|---|---|
| 뇌 전체의 부피(cm3) | 1300 1200 1100 1000 900 800 |

불우하지 않은 경우    불우한 경우

B

10    20    30    40
불우하게 지낸 기간(개월)

불우한 유년기를 보낸 이들(초록색)의 뇌 부피는 그렇지 않은 이들에 비해 약 8.6% 작은 것으로 나타났다. 또한 불우하게 지낸 시간이 길수록 뇌 부피가 더 많이 감소하는 경향이 있음이 확인됐다(Mackes et al., 2020).

PNAS》에 실린 루마니아 고아원 아이들을 대상으로 한 연구를 예로 살펴보자. 킹스칼리지 런던대 등 영국 연구진은 생후 1년 동안 다른 이의 품에 안긴 적 없던 루마니아 고아들 67명의 뇌를 자기공명영상 MRI으로 관찰했다. 그 결과 일반 입양아들에 비해 루마니아 고아원 입양아들의 뇌 부피가 약 8.6% 작은 것으로 나타났다. 심지어 고아 원에서 보낸 시간이 1개월 길수록 뇌의 부피는 0.27% 더 감소했다. 극단적 사례이기는 하지만, 이는 관계 맺기의 중요성을 여실히 보여 준다(Nuria et al., 2020).

## 사회의 일부분임을 자각할 때 오는 심리적 안정감

이러한 '관계 맺기'는 어떠한 온라인 혹은 전자기기로 대체되기 어렵다. 관계란 뇌가 복합적 활동을 펼친 결과물이기 때문이다. 상대방과 대화할 때 뇌는 시각과 청각뿐만 아니라 후각과 촉각까지 사용하며 내적 감정상태, 기억회로를 동원한다. 상대의 표정, 손짓, 태도 등 비언어적 정보를 파악하는 동시에 실시간으로 언어까지 사용한다. 이 모든 작업을 위해 복잡한 뇌 회로가 동시에 쓰인다(그런 의미에서 관계 맺기는 뇌에 엄청난 부담을 주는 피로도가 높은 작업이기도 하다).

그럼에도 우리 뇌는 이런 피곤한 자극을 끊임없이 필요로 한다. 만약 빛 한 줌 들어오지 않는 독방에 장기간 갇혀 모든 감각이 차단되는 상황이 되면(물론 사회적 거리 두기가 독방과 같은 극단적 상황은 아니지만), 자극에 목마른 뇌는 환청이나 환각들을 만들어낸다. 자극에 대한 갈망이 극심한 고통으로 나타나는 것이다.

심리적 안정감은 자신이 사회의 일부분이라는 것을 자각할 때 온다. 사람들은 사회에서 잊힐까, 필요한 존재가 아닐까, 내 자리가 없을까 등을 걱정하지만 사회생활을 통해 이에 대한 해답을 찾았을 때 심리적 편안함을 얻는다. 아무리 내성적인 성향을 가졌더라도 이 부분에 대해서는 동일하다. 이러한 고민이 일시적이라는 기대감이 있다면 그나마 낫지만 장기간 지속되면 자신에 대한 확신이 근본적으로 흔들릴 가능성이 높다.

## 사회적 격리에 따른 뇌의 변화

사회적 거리 두기로 인해 가족과 보내는 시간이 많아지며, 뜻하지 않은 가족 간의 갈등이 생겨 힘들어하는 사람들이 많아졌다. 하지만 더 문제가 되는 집단은 가족과 떨어져 사는 1인 가족들이다. 타인을 만날 기회가 줄어든 이들은 온라인 정보에 귀를 기울이게 되고, 언제 끝날지 모르는 물리적·심리적 고립을 지속적으로 경험하게 된다.

격리는 뇌에 어떤 변화를 줄까. 동물실험의 사례를 들어보고자 한다. 생쥐를 장기간 사회적으로 격리시키면(생쥐의 경우 2주로 생쥐의 일생에 비해 꽤 긴 시간이다), 뇌 백색질의 수초(신경섬유 다발을 보호하고 있는 막)들이 벗겨지고 뇌 영역들의 부피가 줄어드는 현상이 나타난다. 백색질의 수초가 벗겨진다는 것은 전선의 피복이 벗겨지는 것과 유사한 현상으로 신경회로를 통한 정보 전달이 잘 일어나지 않게 된다.

그렇다면 격리기간이 길어진다면 어떨까. 동물 연구를 살펴보면, 미국 연구진은 쥐의 격리기간에 따른 뇌 변화를 추적 관찰했다. 약 1개월간 격리된 쥐의 뇌에서는 신경세포 사이 신호전달 역할을 하는 수상돌기 가시dendritic spine의 밀도가 증가했다. 수상돌기 가시의 밀도가 높을수록 기억 등 뇌의 인지기능이 높아진다. 외부 자극이 줄어든 뇌가 스스로를 구하기 위한 작전을 펼친다는 의미이다. 하지만 격리가 3개월이 넘어서자, 수상돌기 가시의 밀도가 도로 감소했다. 지속된 고립을 이겨내지 못한 것이다. 이와 함께 기억력을 증진시키는 단

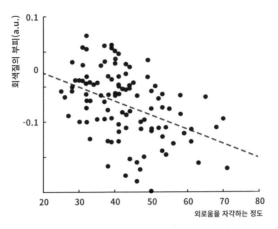

외로움을 자각하는 정도가 클수록 대뇌의 표면인 회색질gray matter의
부피가 작아지는 경향이 나타났다(Kanai et al., 2012).

백질BDNF의 농도는 감소하고, 스트레스 호르몬(코르티솔)의 농도는 증
가했다.

61~82세의 노년층을 대상으로 한 사람 연구에서도 유사한 결과가
나타났다. 외롭다고 느끼는 정도가 클수록 감정과 지각의 중추인 뇌
좌측 편도체와 회색질의 부피가 작은 것으로 나타났다. 이 밖에도 지
속적인 외로움은 기억과 정보 저장에 중요한 역할을 하는 해마, 사회
적 관계를 인지하는 뇌 부위 등의 구조를 변화시킨다.

정리하자면, 지속되는 외로움은 뇌 구조를 변화시키고 이에 따라
정서적·사회적 장애가 생긴다. 그렇기 때문에 1인 가족 및 독거노인
에게 현재의 상황은 더욱 심각하게 다가올 수 있다. 게다가 기존에 기
분장애나 불안장애를 지닌 사람이라면 증상이 더욱 악화될 수 있다.

# 뇌가 발달하는 시기, '코로나 우울'에 더 주의해야 한다

아이들은 코로나19 때문에 친구들과 놀이터나 운동장에서 함께 뛰어놀지 못하는 시기를 보내고 있다. 아동 및 초·중·고교생 시기는 뇌가 폭발적으로 발달하는 때이다. 이 시기의 사회적 경험은 정상적인 뇌 발달에 매우 중요하다. 이들은 현재 학교생활(선생님과의 관계를 통해 배우는 사회적 규범과 역할에 대한 책임감, 동급생들과 누리는 다양한 사회적 상황에 대한 대처법 등)이라는 중요한 요소를 누리지 못하고 있다.

뇌의 발달을 위해서는 다양한 자극이 필수적이다. 이 자극은 절대 온라인 학습으로 대체될 수 없다. 극단적인 사례이지만, '은둔형 외톨이'에 대한 임상적 연구에 따르면 사회적 발달이 꼭 필요한 시기에 스스로를 소외시킨 이들이 사회에 정상적으로 복귀하는 경우는 드물다. 코로나19 확산 예방이 가장 중요하지만, 온라인 학습으로 학교생활을 대체할 수 있다고 가벼이 생각하지 않았으면 좋겠다.

영국 연구진은 격리의 심리적 영향을 분석한 24편의 논문을 종합한 결과, 정신적 피해를 감소시키기 위한 몇 가지 방안을 제시했다 (Samantha et al., 2020). 감염에 대한 막연한 두려움을 해소할 수 있도록 정확한 정보를 충분히 습득할 것. 고립으로 인한 지루함, 우울감을 줄일 수 있도록 가족, 친구, 동료와 온라인을 통한 소통이라도 지속할 것 등이다. 또한 강요보다는 스스로 필요성을 납득하여 자발적으로 격리에 참여하는 것이 정신적 피해를 줄일 수 있다고 덧붙였다.

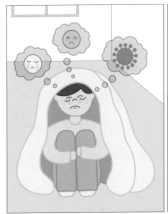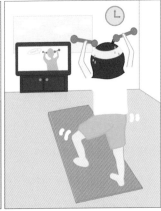

코로나 우울로 인한 심리적 고립과 우울감은 뇌 건강에도 악영향을 미친다. 활동 범위가 줄어들어 위축될 때는 몸을 움직이는 것이 도움이 된다. 운동을 하면 뇌가 건강해진다는 연구결과는 수도 없이 많다.

늘어나는 환자 수만큼이나 '코로나 우울'을 앓는 사람들 역시 늘어나고 있다. 치료의 최전방에서 고군분투 중인 의료진, 질병관리본부, 119 대원 등을 비롯한 수고하는 모든 사람들 그리고 이 사태로 가족을 잃은 유족들 등 너무도 많은 이들에게 관심과 위로가 필요한 때이다. 이 시기가 초래하는 모든 심리적 부채를 예상하며, 말 한마디라도 위로와 감사 그리고 동지의식을 담아 전하고, 서로를 감싸 안았으면 한다. 나만 겪는 일이 아니라는 생각이 아마도 서로의 상처를 덜어줄 수 있을 것이다.

의대 재학 시절, '운동의 긍정적 효과를 15가지 이상 열거하시오'라는 주관식 문제가 시험에 나왔다. 어떻게 15가지나 열거할 수 있을까 생각했지만, 나이를 먹어가면서 15가지보다 더 많은 정답들을 계속 찾아가게 된다. 심리적으로 복잡하고 어려울 때, 특히 활동 범위가 줄어들어 위축될 때는 무조건 몸을 움직이는 것이 도움이 된다. 운동을 하면 뇌가 건강해진다는 연구결과는 수도 없이 많다. 공원, 강변, 운동장 등 야외에서 30분 이상 몸을 움직이고 햇살을 받는 것은 아주 이롭다. 혼자든 여럿이든 상관없다. 몸을 움직이자. 이것이 이 우울한 시기를 잘 벗어날 수 있는 진리이다.

**참고문헌**

· Harlow, H. F. 1958. "The nature of love." *American Psychologist*, 13(12): 673~685.
· Nuria, K. M., D. Golm, S. and Sarkar et al.. 2020. "Early childhood deprivation is associated with alterations in adult brain structure despite subsequent environmental enrichment." *Proceeding of the National Academy of Sciences*, 117(1): 641~649.
· Kanai, R., B. Bahrami, R. Roylance and G. Rees. 2012. "Online social network size is reflected in human brain structure." *Proc Biol Sci*, 279(1732): 1327~1334.
· Brooks S. K., R, K. Webster, L. E. Smith and L. Woodland et al.. 2020. "The psychological impact of quarantine and how to reduce it: rapid review of the evidence." *Lancet*, 395(10227): 912~920.

# 16

# 팬데믹과 인포데믹

차미영 | 기초과학연구원 수리 및 계산과학 연구단 CI

팬데믹Pandemic과 함께 인포데믹Infodemic이 찾아왔다. 인포데믹은 정보information와 전염병epidemic의 합성어로, 잘못된 정보가 미디어와 인터넷을 통해 빠르게 퍼져나가는 현상을 말한다. 사스코로나바이러스-2가 확산되는 지역을 중심으로 가짜뉴스가 빠르게 전파되고 있다. 때로는 동일한 내용이 '순회공연'을 하듯 언어를 바꿔가며 나라마다 재생산되기도 한다.

## 코로나 관련 가짜뉴스의 특징

필자가 이끄는 기초과학연구원IBS 데이터사이언스 그룹은 이화여대 간호대 연구진과 함께 코로나19 관련 가짜뉴스를 분석했다. 사스코로나바이러스-2의 진원지인 중국에서 생산된 주요 가짜뉴스 200

| 지역별 코로나19 가짜뉴스 | |
|---|---|
| 세계로 퍼진 가짜뉴스 | 알코올음료 섭취로 바이러스를 죽일 수 있다<br>헤어드라이어로 열을 가하면 바이러스가 죽는다<br>마늘, 참기름을 섭취하거나 코에 바르면 예방할 수 있다<br>담배의 열기로 바이러스를 죽일 수 있다<br>10초간 숨 참기로 자가 진단을 할 수 있다 |
| 중국에만 퍼진 가짜뉴스 | 불꽃놀이로 바이러스를 소멸시킬 수 있다<br>울금(중국 약재)이 치료에 효과적이다<br>항생제나 항고혈압제를 복용해 치료할 수 있다 |
| 아시아에만 퍼진 가짜뉴스 | 열악한 의료진 처우<br>품질이 낮은 마스크를 여러 겹 써도 효과 있다 |
| 지역사회에 특화된 가짜뉴스 | 미국 뉴욕 기차역이 문을 닫을 것이다<br>중국 베이징을 봉쇄한다<br>한국 시외버스터미널을 폐쇄한다 |

여 건을 수집하고, 이 가운데 한국과 미국에 공통으로 확산된 정보가 있는지 확인했다. 그 결과 가짜뉴스의 몇 가지 특징을 도출했다.

먼저 눈에 띄는 것은 만국 공통 가짜뉴스이다. 마늘 섭취, 소금물로 입안 헹구기, 참기름을 콧속에 바르기 등의 민간요법과 10초간 숨 참기로 감염 여부를 자가 진단하는 방법 등이다. 코로나19가 먼저 발발한 중국에서는 오래전 이들 정보가 거짓으로 판명됐다. 하지만 국경을 쉽게 넘어간 가짜뉴스와 달리, '팩트체크'된 정보가 국경을 넘는데는 꽤 시간이 걸리는 모양이다

중국에서만 퍼진 가짜뉴스도 있다. 불꽃놀이가 바이러스를 소멸시킨다든지, 울금(중국 약재)이나 항고혈압제가 치료에 효과적이라는 정보가 여기에 속한다. 이러한 거짓 정보는 중국의 독특한 사회문화적 배경에서 비롯한 것으로 다른 나라로 확산되지 않았다. 백신과 치료제 개발 소식이 없는 상태가 지속되며 근거 없는 희망이 거짓 정보에 담겼을 것이다.

한편, 아시아에서만 전파된 가짜뉴스도 있다. 품질이 낮은 마스크를 여러 겹 겹쳐 쓰면 바이러스 차단 효과가 높아진다는 가짜뉴스, 의료진에 대한 열악한 처우에 대한 뉴스 등이 여기에 해당한다. 중국 우한 의료진은 매일 컵라면만 먹고 있다거나, 대구 의료진이 자비로 근무하고 있다는 내용이다. 아시아 지역은 국민 1인당 의료인의 수가 경제협력개발기구OECD 평균보다 적다. 급격히 늘어난 환자를 감당하기 힘들어진 의료진의 현실이 일부 반영되어 가짜뉴스가 생겨났을

것이다.

한편, 지역사회에 특화된 가짜뉴스도 있다. 대중교통의 폐쇄나 특정 지역의 봉쇄설이 여기 속한다. 미국의 뉴욕 기차역, 중국의 베이징 도심, 한국 시외버스터미널 등 폐쇄설이 가짜뉴스로 확산됐다. 이러한 가짜뉴스는 지역사회의 불안감을 크게 상승시킬 위험이 있다.

## 가짜 같은 진짜뉴스들

문자나 소셜네트워크서비스SNS에서 공유된 일부 정보는 사실로 확인됐다. 신발을 집 밖에 두면 바이러스 확산 가능성을 낮출 수 있고, 비말을 통해 튀어나온 바이러스가 특정 환경에서 24시간 이상 생존할 수 있다는 사실 등이다. 바이러스는 에어로졸 상태로 3시간 이상, 종이 표면에서 최대 24시간, 플라스틱이나 스테인리스의 표면에서는 2~3일간 생존하는 것으로 밝혀졌다. 코로나19가 통제되더라도 지구상에서 사스코로나바이러스-2가 완전히 사라지지 않을 것이라는 예측에도 전문가들이 수긍한다.

반면, 아직 과학적 검증이 이뤄지지 않은 정보도 있다. 비타민C 주사나 섭취가 확진자의 증상을 완화한다는 정보가 대표적이다. 동전이나 화폐로 감염된 사례가 있다는 내용도 미확인 정보이다. 다만, 세계보건기구WHO에서는 만약을 대비해 화폐를 만진 후에는 반드시 손을 씻을 것을 추천하고 있다.

이미 거짓으로 판명된 정보들이 언어를 바꾸며 새로운 나라에서 다시 전파되는 이유는 무엇일까. 아마 혼란과 두려움 가운데 누구나 한 번쯤 상상할 수 있는 내용이기 때문일 것이다. 거짓 정보는 지역사회와 국가, 국제사회에 혼란을 야기한다. 심각한 의료사고로 이어질 수도 있다. 가짜뉴스 속 거짓 예방법에 안심한 채 WHO와 미국 질병통제예방센터CDC가 권고하는 '신체적 거리 두기physical distancing'와 손 씻기를 소홀히 하는 것은 위험하다. 비누로 손을 씻는 것은 코로나19의 원인인 사스코로나바이러스-2의 외부 벽을 해체해 바이러스를 소멸하게 하는 가장 좋은 예방법이기 때문이다.

인포데믹으로 인한 크고 작은 피해 사례는 국내외 곳곳에서 나타나고 있다. 국내 한 종교단체에서 가짜뉴스를 기반으로 소금물 스프레이를 교인들에게 뿌리고 코로나-19에 단체로 감염된 사건이 사회

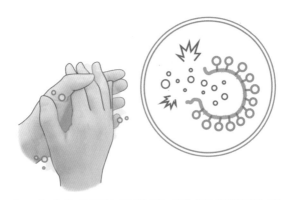

비누로 손 씻기는 바이러스 감염을 막는 가장 좋은 예방법이다. 비누로 손을 씻는 과정에서 사스코로나바이러스-2의 외부 벽 일부가 파괴되며 바이러스가 소멸되기 때문이다.

적 손실의 대표적인 사례이다. 또 이란에서는 몸속 사스코로나바이러스-2를 죽인다며 메탄올(공업용 알코올)을 마셔 수백 명이 숨지기도 했다. 가짜뉴스 속 자가진단법으로 검사를 마친 확진자들이 거리로 나선다면 또 다른 집단감염 피해 사례가 나올 수 있다.

## 가짜뉴스는 얼마나 빨리 확산되나

그렇다면 이러한 가짜뉴스들은 얼마나 빨리 퍼지고 있을까. 이탈리아 국립연구회CNR 산하 복잡계연구소ISC 연구진은 지난 2020년 3월 10일 가짜뉴스의 전염력을 분석한 흥미로운 연구결과를 학술논문 사전공개사이트arXiv에 공개했다.

이들은 감염병 확산을 예측하는 수학모델인 기초재생산지수($R_0$)를 이용해 SNS에서 코로나-19 관련 정보가 전파되는 양상을 분석했다. $R_0$는 특정 감염병에 감염될 수 있는(감수성이 있는) 사람들로만 구성된 집단에서 감염자 1명이 유입됐을 때 몇 명의 2차 감염자를 발생시키는지를 나타내는 지표이다. 만약 $R_0$가 1이라면 1명의 감염자는 새로운 1명의 2차 감염자를 발생시키고, 동시에 자신은 회복(혹은 사망)한다. 결과적으로 이 집단에는 총 1명의 감염자만 남고, 감염자의 수는 많아지지도 적어지지도 않게 된다.

연구진은 2020년 1월 1일부터 2월 14일까지 5개의 SNS 채널(트위터, 인스타그램, 유튜브, 래딧, 갭)에 게시된 134만 건의 포스트와 746

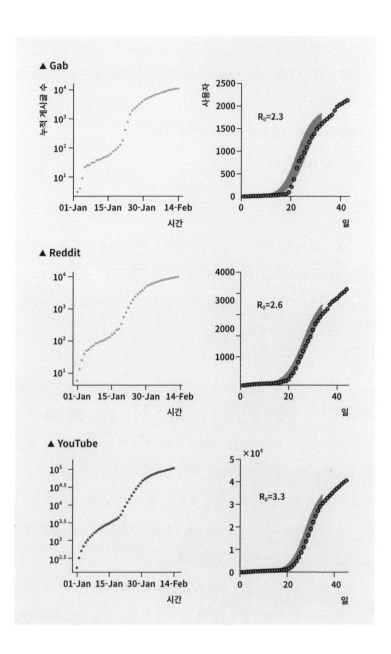

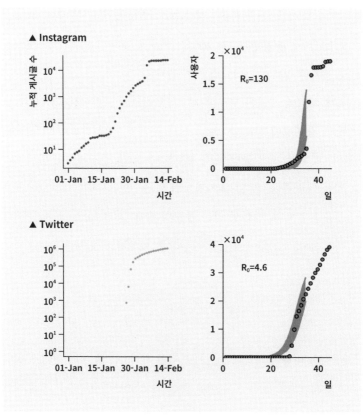

SNS 채널별 누적 게시글 수(위)와 기초재생산지수($R_0$, 아래). 인스타그램의 경우 신규 사용자가 급격히 증가하면서 재생산지수가 폭발적으로 증가했다. $R_0$가 100이 넘는 것은 실제 감염에서는 발생할 수 없는 사건이다(Cinelli et al., 2020).

만 건의 답글을 분석했다. WHO가 공식적으로 질병의 이름을 COVID-19로 명명했던 1월 20일을 기점으로 게시 글의 수가 폭발적으로 증가한 것으로 나타났다.

5개 채널에 게시된 코로나-19 관련 정보의 $R_0$는 평균 3.3으로 분석됐다. 감염병에서 $R_0$가 1보다 크면 팬데믹 발생 위험이 있음을 의미하는 것처럼 게시 글의 $R_0$가 3.3이라는 것은 인포데믹이 발생했다는 것을 나타낸다. 또 SNS상 정보의 $R_0$는 코로나-19의 $R_0$(2.0~2.5 수준)보다 높았으며, 신뢰성 있는 출처의 정보 글(진짜뉴스)과 출처 미상의 정보 글(가짜뉴스)이 동일한 양상으로 확산되는 것으로 분석됐다.

## 인포데믹 대처, 전문가들의 협력이 중요하다

필자를 비롯한 과학자들은 대표적인 가짜뉴스를 여러 언어로 번역하여 선제적으로 알리는 '루머를 앞선 팩트Facts Before Rumors' 프로젝트를 시작했다. 국가에서 국가로 퍼지는 인포데믹을 방어하기 위함이다. 혼란이 큰 때이다. 어느 때보다 전문가들의 노력과 협업이 필요하다.

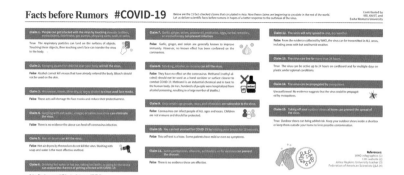

## Facts before Rumors #COVID-19

Below are the 15 fact-checked claims that circulated in Asia. Now these claims are beginning to circulate in the rest of the world. Let us deliver scientific facts before rumors in hopes of a better response to the outbreak of the virus.

Contributed by IBS, KAIST, and Ewha Womans University

**Claim 1.** People can get infected with the virus by touching elevator buttons, metro tickets, door knobs, gas pumps, shopping carts, cash, or coins.

True The respiratory particles can land on the surfaces of objects. Touching these objects, then touching one's face can transfer the virus to the body.

**Claim 2.** Spraying alcohol or chlorine over your body will kill the virus.

False Alcohol cannot kill viruses that have already entered the body. Bleach should not be used on the skin.

**Claim 3.** Microwave, steam, blow-dry, or spray alcohol to clean used face masks.

False These acts will damage the face masks and reduce their protectiveness.

**Claim 4.** Gargling with salt water, vinegar, or saline can come come can eliminate the virus.

False There is no evidence the above can fend off coronavirus infection.

**Claim 5.** Hot air dryers can kill the virus.

False Hot air dryers by themselves do not kill the virus. Washing with soap and water is the most effective method.

**Claim 6.** Drinking cold water or hot tea, taking hot baths, or going to the sauna can reduce the chances of getting infected with COVID-19.

False The above cannot kill the virus that causes COVID-19.

**Claim 7.** Garlic, ginger, onion, sesame oil, probiotics, eggs, herbal remedies, or aromatherapy can prevent infection.

False Garlic, ginger, and onion are generally known to improve immunity. However, no known effect has been confirmed on the coronavirus.

**Claim 8.** Smoking, alcohol, or cocaine can kill the virus.

False They have no effect on the coronavirus. Methanol (methyl alcohol) should not be used as a hand sanitizer or surface cleaner to combat COVID-19. Methanol is an industrial chemical and is toxic to the human body. (In Iran, hundreds of people were hospitalized from alcohol poisoning, resulting in a large number of deaths.)

**Claim 9.** Only certain age groups, races, and ethnicities are vulnerable to the virus.

False Coronavirus can infect people of ALL ages and races. Children are not immune and should be protected.

**Claim 10.** You can test yourself for COVID-19 by holding your breath for 10 seconds.

False This self-test is a hoax. Some patients have mild or even no symptoms.

**Claim 11.** Antiseptic lotions, oilseeds, antibiotics, or flu vaccines can prevent the disease.

False There is no evidence these are effective.

**Claim 12.** The virus will only spread in cold, dry weather.

False From the evidence collected by WHO, the virus can be transmitted in ALL areas, including areas with hot and humid weather.

**Claim 13.** The virus can live for more than 24 hours.

True The virus can be active up to 24 hours on cardboard and for multiple days on plastic under optimal conditions.

**Claim 14.** The virus can be propagated by mosquitoes.

Unconfirmed No evidence suggests that the virus could be propagated by mosquitoes.

**Claim 15.** Taking off your outdoor shoes at home can prevent the spread of the virus.

True Outdoor shoes can bring added risk. Keep your outdoor shoes inside a shoebox or keep them outside your home to limit possible contamination.

References:
WHO infographics (1)
CDC website (2)
Johns Hopkins University tracker (3)
Federation of American Scientists Q&A (4)

2020.3.24

루머를 앞선 팩트 Facts Before Rumors 프로젝트.

## 참고문헌

· Cinelli, M., Quattrociocchi, W., Galeazzi, A., Valensise, C.M., Brugnoli, E., Schmidt, A., Zola, P., Zollo, F., & Scala, A. (2020). The COVID-19 Social Media Infodemic. ArXiv, abs/2003.05004.

# 17

가짜뉴스에 맞선 데이터 과학:

# 국가별 가짜뉴스 확산과 취약성

차미영 | 기초과학연구원 수리 및 계산과학 연구단 CI

'하루에 계란을 9개 섭취하면 코로나19를 이겨낼 수 있다.'

'불꽃놀이는 대기 중의 바이러스를 없앤다.'

'채식주의자는 감염되지 않는다.'

'코카콜라 또는 5G 네트워크가 바이러스를 확산시킨다.'

'사회적 거리 두기를 강제하기 위해 러시아 정부는 거리에 사자를 풀었다.'

코로나19의 확산과 함께 실소를 터뜨릴 수밖에 없는 황당한 가짜 뉴스들이 퍼져나갔다(Geng et al., 2020). 일부는 사회의 뿌리 깊은 관습과 어우러지며 특정 문화권을 장악했고(Leng et al., 2020), 또 일부 거짓 정보는 동서양을 막론하고 많은 나라에서 동시다발적으로 전파됐다. 백신과 치료제가 부재한 상황에서 가장 중요한 것은 개인위생을 철저히 하고, 사회적 거리 두기 및 격리 등의 행동 수칙에 따르는 것이다(Chinazzi et al., 2020). 하지만 인터넷상의 무분별한 정보, 즉 인포데믹infodemic은 잘못된 예방법과 치료법을 퍼뜨리며 코로나19 초반에 심각한 피해를 줬다(Brennen et al., 2020). 인포데믹이 끼친 피해는 소금물 스프레이를 뿌린 한 종교 시설의 집단감염 사례를 통해 우리에게도 널리 알려졌다.

필자가 연구책임자로 있는 기초과학연구원IBS 데이터 사이언스 그룹은 각국의 소셜네트워크서비스SNS를 분석한 결과, 이미 특정 국가에서 사실이 아닌 것으로 밝혀진 가짜뉴스가 다른 국가에서 동일한 내용으로 재생산되는 경향이 있음을 발견했다. 코로나19 바이러스

불꽃놀이는 대기 중에서 코로나바이러스를 없앤다

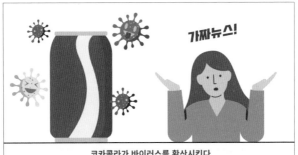

코카콜라가 바이러스를 확산시킨다

각국에 퍼진 황당한 가짜뉴스들. 불꽃놀이로 사스코로나바이러스-2를 없앤다거나, 코카콜라가 바이러스를 확산시킨다는 등 가짜뉴스들은 특정 문화권을 중심으로 확산됐다.

가 비말 감염을 통해 주로 전파되듯, 그와 관련된 가짜뉴스는 SNS를 매개로 퍼지는 것이다. SNS는 정보의 사실성과 정확성에 대한 자체 검증 기제가 부족하기 때문에, 가짜뉴스의 전파와 확산에 구조적으로 취약할 수밖에 없다.

이러한 문제의식 속에서 우리 연구진은 지난 2020년 3월, 반복되는 가짜뉴스의 확산을 막기 위해 '루머를 앞선 팩트Facts Before Rumors'

캠페인을 시작했다. 우선, 초기에 타격을 입은 중국과 한국에서 생산된 코로나19 관련 가짜뉴스 200여 건을 수집했다. 이 중 건강과 직접적으로 관련된 정보를 선별하여 세계보건기구WHO나 질병관리본부의 정보를 토대로 팩트체크를 진행한 뒤, 여러 국가의 언어로 번역하여 인포그래픽으로 제작했다. 프랑스어, 독일어, 스페인어, 포르투갈어, 베트남어 등 총 21개국 언어로 번역된 인포그래픽은 루머를 앞선 팩트 홈페이지에 공개했다.

루머를 앞선 팩트 캠페인을 진행한 주된 목적은 가짜뉴스를 사전에 차단하여 잘못된 정보로 인한 피해를 줄이는 데 있다. 이와 더불어 각 국가에 어떤 가짜뉴스가 얼마나 확산했는지 분석하기 위한 설문조사도 진행했다. 캠페인을 시작한 지 4개월째인 현재, 인포그래픽은 85개국 5만여 명의 사람들에게 전달됐다.

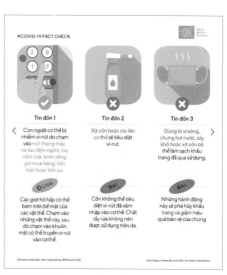

루머를 앞선 팩트 프로젝트에서 제작한 인포그래픽(베트남어) 사례.

## GDP가 낮은 국가일수록 가짜뉴스에 더 취약하다는 조사결과

설문조사 결과, 우리 연구진은 몇 가지 시사점을 발견했다. 우선, 국내총생산GDP과 같은 경제 지표가 낮은 국가의 인터넷 사용자일수록 온라인에서 코로나19에 관한 가짜뉴스에 더 많이 노출되는 경향이 있다는 점이다. 예컨대, 스웨덴과 핀란드는 설문 참여자 중에서 제시된 가짜뉴스를 본 적 있다고 답한 비율이 40%인 반면, 카메룬과 필리핀 등 경제 하위 국가에서는 가짜뉴스에 노출된 적 있다고 응답한 비율이 60% 이상이었다. 똑같이 인터넷을 사용하는 상황이라면 개발도상국 사용자들이 접하게 되는 정보의 진위성veracity과 질quality이 더 낮다는 의미이다.

문제는 가짜뉴스를 많이 접하는 경우 이를 사실이라고 믿는 경향도 더 높다는 데 있다. 경제 부흥국의 인터넷 사용자는 제시된 가짜뉴스를 진짜라고 믿은 비율이 16.7%인 반면, 일부 개발도상국에서는 이 비율이 33.3%에 달했다. 인프라가 취약한 나라가 인포데믹으로 인한 피해마저도 크다는 점을 보여주는 결과이다.

## 스스로 건강하다고 여길수록 백신 접종에 긍정적

코로나19 백신이 인간의 생식능력을 저해하거나, 자폐증 등 부작

**이런 주장을 본 적 있는가?**

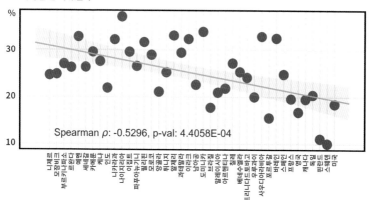

Spearman ρ: -0.5296, p-val: 4.4058E-04

**얼마나 믿을 만한 주장인가?**

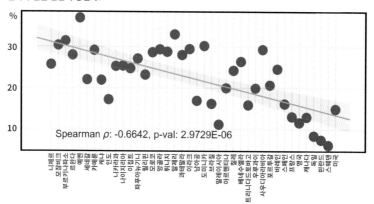

Spearman ρ: -0.6642, p-val: 2.9729E-06

국가별 가짜뉴스에 대한 경험 및 수용도 분석 결과. GDP가 낮은 국가일수록 설문에서 주어진 가짜뉴스를 본 적이 있다고 대답한 응답자의 비율이 높은 경향이 나타났다(위). 또, 해당 정보를 신뢰한다고 응답한 비율 역시 GDP가 낮은 국가일수록 높았다(아래). 위 그래프에서 X축은 각 나라를 의미하며, 왼편으로 갈수록 GDP가 낮은 경제빈곤국에 해당한다.

용을 유발할 수 있다는 가짜뉴스가 캠페인 기간에 생겨났다. 이는 백신 거부 운동으로 이어졌다. 이에 따라 우리 연구진은 '향후 개발될 백신을 수용할 의지가 있는지'를 묻는 항목을 추가해 설문을 이어갔다.

설문조사 결과 남성보다는 여성이, 스스로 건강 상태가 좋다고 평가할수록, 연령과 교육 수준이 높을수록, 경제 사정이 좋다고 평가할수록 백신 접종에 긍정적이라고 대답했다. 국가별로는 선진국일수록 접종을 하겠다는 응답자의 비율이 전반적으로 높았지만, 선진국이라고 해서 반드시 접종 인식이 긍정적이지는 않았다. 국가별 긍정 응답 비율을 살펴보면 니제르 31%, 예멘 44%, 세네갈 30%, 카메룬 19%, 필리핀 59%, 브라질 78%, 칠레 56%, 우루과이 49%, 스페인 47%, 프랑스 40%, 영국 61%, 스웨덴 58%, 미국 50% 등으로 나타났다.

사실 백신 거부 움직임은 코로나19에 국한된 것은 아니다. 감염병이 출현할 때마다 늘 발생했던 일이다(Dubé et al., 2015; 이금숙. 2018). 주목할 점은 인포데믹과 백신거부와의 상관관계이다. 2019년 미국 연구진은 2018년 발생했던 에볼라 사태 이후 아프리카 콩고공화국 961명을 대상으로 가짜뉴스와 에볼라에 대한 태도를 조사했다. 그 결과, 에볼라 관련 가짜뉴스에 노출된 사람들은 전염병이 위험하지 않다고 생각하며 건강수칙을 잘 지키지 않았으며, 심지어 백신을 거부하는 경향이 증가한 것으로 분석됐다(Vinck et al., 2019). 우리 설문에서도 출처 없는 정보나 소문을 믿고 백신을 거부하겠다는 응답자가 여럿이었다.

## 마무리하며

2020년 4월 14일. 국제연합<sup>UN</sup>의 사무총장인 안토니우 구테흐스는 트위터를 통해 "과학이 코로나19 팬데믹에 대응하는 가장 확실하고 현명한 정책"이라고 말했다. 그가 말한 과학이 바이러스와 직접 싸우는 생명과학과 의학만을 의미하지는 않을 것이다. 가짜뉴스로 인해 생물학적 위협이 사회적 위협으로까지 확대됐고, 거짓 정보의 확산을 막아 혼란을 최소화하는 데이터 과학자들의 역할이 중요해졌다. 올바른 인식을 저해하는 가짜뉴스를 데이터 과학의 방법으로 그 패턴과 메커니즘을 규명할 수 있기 때문이다. 나아가 정확한 분석을 토대로 피해 방지 대책을 세우는 것도 가능하다. 짧은 기간 동안 루머를 앞선 팩트 캠페인을 진행하며, 필자와 우리 연구진은 데이터과학이 인류에 어떤 도움을 줄 수 있을지 이해를 하는 소중한 경험을 했다.

SNS와 다양한 인터넷 플랫폼은 팬데믹과 같은 긴급 상황에 정보를 취합하는 중요한 도구로 자리매김했다. 이와 동시에 SNS 사용자의 증가로 인해 가짜뉴스의 확산력도 과거와 비교해 커졌다. 인터넷에서 공유되는 정보가 스스로 자정작용을 거치길 기다리기만 해서는 부족하다. 코로나19와 같은 정확한 정보가 필요한 긴급 상황에서는 과학자와 일반 시민이 직접 소통할 수 있는 창구로 쓰일 수 있게 만들 현명한 정책이 필요할 것이다.

지난 4개월간, 우리는 캠페인을 통해 SNS로 전 세계의 대중을 만났다. 중국의 고등학교 교사인 에일링 란Ailing Lan은 학생들과 코로나19 가짜뉴스에 대한 토론수업을 하면서 우리의 캠페인에 소개된 인포그래픽을 활용했고, "학생들이 단순히 가짜뉴스를 수정하는 것에서 나아가 사실과 가짜뉴스를 구별하는 능력을 키우는 데 캠페인이 매우 유용했다"라며 고마움을 표현해 오기도 했다.

데이터 과학자들의 이러한 노력이 가짜뉴스로 인한 피해를 조금이라도 줄이는 데 실질적인 기여를 했기를 바란다. 5만여 명의 세계시민과 함께 진행한 루머를 앞선 팩트 캠페인을 마치며, 수신한 감사인사 몇 가지를 더 소개하며 이 글을 마무리하겠다.

"나는 이 캠페인이 가짜뉴스에 취약한 국가에 특히 중요하다고 생각한다. 진실을 알리는 것은 많은 사람의 생명을 살리는 일이다"(타니아 메디나Tania Medina, 니카라과).

"루머를 앞선 팩트 캠페인 덕분에 SNS에 넘쳐나는 코로나19 관련 많은 정보 중에서 진짜와 가짜를 구분할 수 있게 되어 매우 유용했다"(에른 체른Ern Chern, 말레이시아).

"이 캠페인 덕분에 사람들은 가짜뉴스에 더는 속지 않고 적절한 방법으로 자신과 그들의 가족을 보살필 것이다"(루이스 기론 세고비아 Luis Giron Segovia, 엘살바도르).

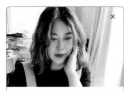
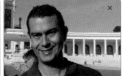
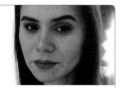

**Ailing Lan**
Mainland, China

As a high school social science teacher, it is important to keep your students informed about what is happening. (...) In particular, the discussion of related rumors can not only let students know what is the correct information, but also help to cultivate students' ability to distinguish authenticity. Also, these very exquisite fact-check pictures are also very suitable for use in the classroom.

**Luis Giron Segovia**
El Salvador

I really want to thank FBR campaign to inform to the population Covid19 and the way to prevent the illness. With this campaign people will not follow any rumor and they will take care of themselves and families on a proper way.

**Tania Medina**
Nicaragua

I believe that these efforts are extremely important, especially in countries with a weak educational system because this make them particularly vulnerable to attacks with false information. Knowing the facts empowers people to take action and save lives. Keep up the good work.

루머를 앞선 팩트 캠페인에 참여한 사용자들의 추천 글.

## 참고문헌

· 이금숙. 2018. "백신, 내가 맞지 않으면 다른 사람에게 병을 전염시키는 피해를 줍니다." 《헬스조선》, https://tinyurl.com/y6uhpt32.

· Brennen, J. S., F. M. Simon, P. N. Howard and R. K. Nielsen. April 2020. "Types, sources, and claims of COVID-19 misinformation." *University of Oxford Reuters Institute Factsheet*, https://tinyurl.com/ya2ovy2a.

· Chinazzi, M., J. T. Davis, M. Ajelli, C. Gioannini, M. Litvinova, S. Merler, A. Pastore y Piontti, K. Mu, L. Rossi, K. Sun, C. Viboud, X. Xiong, H. Yu, M. E. Halloran, I. M. Longini and A. Vespignani. 2020. "The effect of travel restrictions on the spread of the 2019 novel coronavirus[COVID-19] outbreak." *Science*, 368(6489): 395~400.

· Dubé, Eve, M. Vivion, and N. E. MacDonald, 2015. "Vaccine hesitancy, vaccine refusal and the anti-vaccine movement: influence, impact and implications," *Expert Rev. Vaccines*, 14(1): 99~117.

· Leng, Y., Y. Zhai, S. Sun, Y. Wu, J. Selzer, S. Strover, J. Fensel, A. Pentland, and Y. Ding. May 2020. "Analysis of misinformation during the COVID-19 outbreak in China: cultural, social and political entanglements." Internet Article, https://arxiv.org/abs/2005.10414.

· Mai, T.-D., S. Geng, C. B. Mokone, R. Moore, K. Singh, S. J. Park and M. Cha. June 2020. "Oddly humorous COVID-19 rumors: Gaining perspective on the fight against the infodemic." Internet Article, https://link.medium.com/hh5xOQqBO7.

· Vinck, P., P. N. Pham, K. K. Bindu, J. Bedford and E. J. Nilles. 2019. "Institutional trust and misinformation in the response to the 2018-19 ebola outbreak in north kivu, dr congo: a population-based survey," *The Lancet Infectious Diseases*, 19(5): 529~536.

# 18

코로나19가 가져올 사회경제적 변화:

# 사회경제적 관점에서 본
# 확산의 원인

김원준 | KAIST 기술경영전문대학원 원장

중국에서 시작된 신종 코로나바이러스의 확산으로 전 세계가 타격을 받고 있다. 현 사태의 직접적인 원인은 사스코로나바이러스-2의 빠르고 광범위한 확산에 있다. 하지만 사회경제적 관점에서는 바이러스 발병 초기에 적절하게 대응하지 못한 중국의 정치경제시스템을 간접적인 원인으로 본다.

2020년 현재 중국 정부는 미·중 무역전쟁에 따른 경제성장률 하락, 지방정부 부채의 급격한 확대 등 사회경제적 상황에 직면했다. 게다가 과거 사스SARS 사태 때의 '과오'를 반복하기도 했다. 2003년 중국 정부는 사스가 이미 광범위하게 발생한 2개월 뒤에 발병을 통보하고 대처를 시작했다. 중국의 가장 큰 명절인 춘절 특수를 이용한 내수

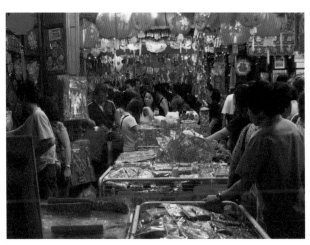

중국 정부는 춘절 기간 내수 진작이라는 사회경제적 목표 때문에 코로나19에 대한 적극적인 초기 대처에 실패했다.

진작과 사회분위기 안정을 위해서였다.

비단 중국뿐만 아니라 세계보건기구WHO의 초기 대처 미흡 그리고 미국을 포함한 각국의 정치적인 환경과 맞물린 초기 대응의 부족 때문에 코로나19가 전 세계로 확산됐다는 것은 부정할 수 없는 사실이다. 즉, 사회·정치·경제적으로 코로나19의 세계적 확산은 인재人災이며, 앞으로 제2, 제3의 코로나19 사태가 발생할 수 있다는 부정적인 예측도 가능하다.

1980년대 이후 확대된 정치경제적 성과 중심의 효율적 정부를 추구하는 신자유주의Neo-liberalism(Cahill, 2017) 체제는 글로벌 위기에 더욱 취약하다. 코로나19 사태와 같이 예측하기 어려운 위기상황에 대한 비용과 책임은 우선순위에서 밀릴 수밖에 없기 때문이다. 이러한 관점에서 글로벌 코로나19 사태는 '작고도 강한 정부'를 추구하는 신자유주의의 큰 흐름에 변화를 줄 수 있으며, 정부의 역할에 대한 재조명을 요구할 것으로 예상된다.

## 경제위기는 지속되지만 비약학적 개입으로 극복 가능

그렇다면 코로나19 이후 사회는 어떻게 변화할까. 코로나19의 사회경제적인 영향은 이 사태가 얼마나 빨리 종결되느냐에 달려 있다. 즉, 백신과 치료제 개발 시기에 따라 사회경제적인 영향의 크기가 결정될 것이다.

백신 개발에는 임상시험과 같은 안정성 검증 기간이 필요한 만큼 단기간에 개발될 가능성은 매우 낮아 보인다. 2003년 발병한 같은 코로나 계열 바이러스인 사스에 대한 백신이 아직 나오지 않은 것을 통해서도 짐작해볼 수 있다. 치료제 또한 신약 재창출Drug repositioning로 보다 빠른 성과를 본다고 하더라도 단기적인 해결책이 되기는 어려워 보인다. 이 경우 코로나19의 사회경제적 영향은 시간이 지날수록 확대되며 경제위기가 지속될 가능성이 높다.

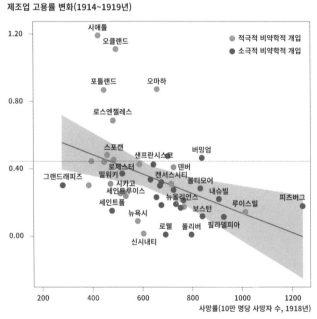

제조업 고용률 변화(1914~1919년)

미국 연구진은 1918년 스페인독감 발병 이후 비약학적 개입에 따른 주州별 사회경제적 영향을 분석했다. 적극적인 비약학적 개입을 펼친 경우 스페인독감의 사망률이 높아져도 고용률 하락 등의 경제적 피해가 적었다(Markel et al., 2007).

그러나 비약학적 개입NPIs: Non-Pharmaceutical Interventions인 적극적인 초기 진단과 격리, 사회적 거리 두기를 통해서 경제적 위기 상황을 일정 부분 극복할 수 있다. 이는 1918년 스페인독감 발병 이후 사회경제적 변화를 분석한 연구결과(Markel et al., 2007)에서도 알 수 있다 (앞 그림).

이와 같이 바이러스의 광범위한 확산을 제어하고 적극적으로 통제할 경우 경제적 피해를 어느 정도 줄일 수 있다. 즉, 코로나19의 경우에도 제한된 범위 내에서 사회경제활동을 유지하면서 영향력을 최소화해나가는 경우 사회경제적인 회복을 도모할 수 있을 것이다. 한국의 경우가 가장 근접한 사례이며, 순차적으로 주요 국가들이 그 선례를 따라 매우 조심스러운 회복을 추구할 것으로 예상된다.

## 거시적 관점: 탈세계화 가속

인류 역사는 '분열에서 협력'의 사이클을 반복해왔다. 게임 이론의 '죄수의 딜레마Prisoner's Dilemma'로 이 흐름을 이해할 수 있다. 죄수의 딜레마는 상호 간의 신뢰를 바탕으로 협력할 경우 모두가 많은 이득을 취할 수 있으나, 그렇지 않으면 모두 낮은 이득을 취할 수밖에 없는 현상을 설명하는 이론이다.

제1, 2차 세계대전을 포함한 근현대 역사를 통해 경쟁과 분열은 각 국가의 이익을 낮춘다는 것을 인류는 깨닫게 되었다. 이후 각국은 국제기구 수립, 지역 간 협력기구 구축 등 상호 신뢰 구축과 협력을 확대했고, 그 결과 풍요로운 사회경제적 성취를 향유하게 됐다.

문제는 다른 곳에서 발생했다. 공산주의라는 정치실험으로 인해 오랫동안 자본주의에서 제외되었던 러시아와 중국이 1980년대 공산주의의 붕괴와 함께 자본주의 체제로 급격히 편입된 것이다. 이와 함께 오랜 기간 동안 자본주의 시장경제에서 제외되었던 러시아와 중국의 저임금 노동인력이 급격하게 글로벌 시장에 참여했다. 세계 경제는 대규모 저임금 노동인력이 창출하는 부가가치를 토대로 성장을 누렸고, 중국은 빠르게 자본과 기술을 축적할 수 있게 됐다.

한발 더 나아가, 중국은 축적한 대규모 자본을 활용하여 고부가가치 중심의 기술 혁신을 추구하기 시작했다. 중국은 그간 자본주의를 발전시켜온 신뢰와 협력이 아닌 중국만의 규범과 방식으로 도약을 도모했고, 그동안 유지해오던 국제사회의 협력과 균형을 교란하게 됐다. 미국과 중국의 균열로 대표되는 현 시대는 다시금 '분열' 또는 '탈세계화deglobalization' 방향으로 그 역사적 흐름을 바꾸는 상황이다.

이러한 상황에서 코로나19는 불행하게도 탈세계화로 향하는 국제사회의 변화를 가속화할 것으로 예상된다. 특히 중국 정부의 코로나19 사태 초기의 미흡한 정보 공유와 투명하지 못한 대응, WHO와의 정치적 연관성에 대한 논란, 미국을 포함한 주요 선진국에서 대규모 감염자와 사망자의 발생 그리고 대공황에 가까운 전 세계 국가들의 막대한 경제적 피해는 이러한 분열에 추가적인 단초를 제공하고 있다.

결과적으로 코로나19 이후 세계는 보다 독립적이고, 분열되고, 경쟁적인 사회·정치·경제 환경에 직면할 가능성이 높다. 국제사회가 협력을 통해 코로나19 사태에 대처하면서 분열을 극복하기 위한 적극적인 노력이 필요한 때이다.

## 미시적 관점: 밸류체인 분열,
## 4차 산업혁명 가속, 혁신의 기회 창출

코로나19 사태 장기화에 따른 탈세계화는 국제사회경제를 크게 세 가지 방향으로 변화시킬 것으로 예상된다. 첫째, 탈중국화를 중심으로 한 글로벌 밸류체인global value chain의 분열이다. 글로벌 밸류체인은 최종재가 한 국가 내에서 생산되는 것을 넘어, 상품 생산 단계별로 국제적 분업이 이루어지는 구조를 말한다.

글로벌 밸류체인의 성장은 2019년 노벨경제학상을 공동 수상한 마이클 크레머 미국 하버드대 경제학과 교수가 정리한 '오링 이론 O-ring theory'(Kremer, 1993: 551~575)으로 설명할 수 있다. 오링 이론은 1986년 우주왕복선 '챌린저호'가 발사 도중 폭발한 사건을 사례로 설명하는 이론이다. 발사 당일 추운 날씨로 인해 챌린저호의 밸브에 사용되는 고무 패킹인 오링이 뻣뻣해졌고, 이 때문에 가스가 새어 나와 연결부위가 파손되며 결국 챌린저호가 폭발했다. 즉, 오링 이론은 첨단기술일수록 작은 공정 하나의 결함이 전체가 실패하는 결과를 초래하며, 현대 산업사회에서 제품과 서비스 요소요소의 최적화가 중요함을 설명한다.

이러한 관점에서 중국 경제의 빠른 자본축적 그리고 기술적 부상과 함께 국가 간 거리 두기international distancing가 요구되는 코로나19 사태 이후의 뉴 노멀(시대변화에 따라 새롭게 부상하는 표준) 환경은 그동안 구축해온 글로벌 밸류체인을 분열시킬 것으로 예상된다. 즉, 각국은 덜 효율적이더라도 중국을 포함한 글로벌 밸류체인의 의존성을 줄이는 방향으로 생산, 공급, 혁신 네트워크를 재구성할 것이다. 또한 향후 다가올 전염병으로 인한 위험을 분산시키기 위해 네트워크를 다변화하는 방향으로 움직임으로써 글로벌 밸류체인은 보다 복잡하고 다변화될 것이다.

한국 경제에서는 이러한 변화가 새로운 위기이자 기회이다. 글로벌 밸류체인의 탈중국화에 따른 중국 경제의 변화가 위기가 될 수 있는 반면, 탈중국이 가져오는 글로벌 밸류체인의 공동화 부분을 한국 산업이 새롭게 차지함으로써 밸류체인상에서 보다 우월한 위치를 차지할 수 있기 때문이다.

둘째, 코로나19로 인한 경제 위기 극복을 위해 글로벌 기업들이 4차 산업혁명을 가속하고, 산업의 스마트화를 더욱 빠르게 추진하게 될 것으로 보인다. 인공지능과 빅데이터로 대표되는 4차 산업혁명은 크게 세 가지 관점에서 산업의 변화를 이끈다. ▲인공지능에 기반한 제조, 생산, 판매, 서비스의 스마트화는 생산과 공급의 비용 절감을 가능케 하며, ▲제품과 서비스의 질과 차별성을 높이고, ▲새로운 비즈니스 모델을 가능하게 하는 것이다. 이러한 관점에서 코로나19에 따른 글로벌 밸류체인의 새로운 도전으로 기업들이 4차 산업혁명을 통해 글로벌 경제 변화에 대처할 전략을 세우게 될 것으로 보인다.

셋째, 코로나19 사태에 따른 급격한 사회경제적 변화는 더디게 진행되던 혁신의 사회경제적 수용을 가속화하여, 혁신의 새로운 기회를 창출할 것이다. 사회적 거리 두기로 인한 비접촉 중심의 새로운 산업적 변화는 다양한 분야에서 어쩔 수 없는 혁신의 수용을 요구하고 있다. 예컨대 온라인 교육, 생필품으로 확산된 전자상거래, 디지털 헬스, 원격 사무, 제조 및 서비스 로봇 등의 새로운 혁신이 코로나19라는 외부적인 충격을 통해 사회적 수용이 급격하게 확대되고 있다.

안정된 경제 상황에서는 기존 이익집단들의 이해관계를 변화시키는 새로운 혁신의 수용이 어렵지만, 코로나19 사태는 새로운 기회를 창출할 수 있는 기회를 열었다. 이러한 혁신의 모멘텀을 정부가 규제 및

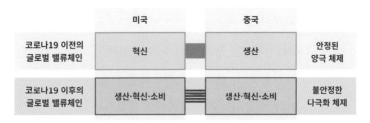

중국 경제의 불확실성은 미국(혁신)과 중국(생산)을 중심으로 구성된 기존의 안정된 양극 세제의 글로벌 밸류체인을 불안정한 다극화된 글로벌 밸류체인으로 재구성할 가능성이 크다.

제도 변화를 적극적으로 추진하면서 얼마나 호응해나가느냐에 따라 코로나19 이후 해당 국가의 산업경제적 발전 성도가 결정될 것이다.

## 코로나19 이후의 과학기술 분야의 변화와 대응

코로나19 사태는 글로벌 사회경제적 변화에 중요한 모멘텀을 제공하고 있다. 코로나19 이후 예상되는 거시적 변화는 과학기술 분야에도 영향을 미칠 것으로 보인다. 코로나19의 경험에 따라 과학기술은 더욱 지역화될 것이며, 사회는 글로벌 위기에 대응하기 위한 높은 과학기술분야의 국가적 리더십과 신속한 과학기술분야의 보건, 의료를 포함한 과학기술적 대응체제를 구축하는 것을 요구하게 될 것이다. 이처럼 예측 불가능한 위기에 대응하기 위해서는 더욱 다양한 과학기술분야에 대한 다원화된 지원 및 육성정책이 필요하며, 빠르게 전개되는 산업의 스마트화에 대응하기 위해 더욱 유연한 인력양성 체계를 구축해야 할 것이다.

**참고문헌**

· Cahill, Damien and Martijn Konings. 2017. *Neoliberalism*. John Wiley & Sons.
· Markel, Howard et al.. 2007. "Nonpharmaceutical interventions implemented by US cities during the 1918-1919 influenza pandemic." *Jama*, 298(6): 644~654.
· Kremer, Michael. 1993. "The O-ring theory of economic development." *The Quarterly Journal of Economics*, 108(3): 551~575.

# 19

# 코로나19 정복 가능할까?
# 여전히 예측하기 어려운 미래

기초과학연구원 혈관 연구단 단장
**고규영**

"코로나19는 언제 종식되는가?"

많은 사람들이 이 질문의 답을 궁금해할 것이다. 희망적인 예측을 내놓고 싶지만, 과학자로서 바라보는 현실은 냉혹하다. 현재 추이를 지켜볼 때 코로나19가 완전히 종식되기는 어려울 것 같다.

주기를 두고 겨울철마다 감기를 일으키는 신종 인플루엔자 바이러스에 인간은 그 나름대로 대응하며 살아왔으나, 여전히 완전히 정복하진 못했다. 코로나19도 이와 비슷할 것이다. 앞으로는 어렵지만 주기를 두고 나타나는 사스코로나바이러스-2에 의한 감염에 잘 대응하며 살아갈 방안을 찾아가야 할 것이다. 즉, 현재 시점에서는 코로나19의 효율적 예방과 피해 최소화 방안의 도출이 보다 현실적인 고민이라고 할 수 있다. 그러므로 질문을 "언제쯤 우리는 코로나19 이전

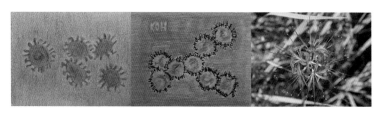

코로나19를 일으키는 사스코로나바이러스-2는 표면에 돌기 형태의 스파이크단백질 분자가 촘촘히 달려 있다. 스파이크단백질은 사람의 비강이나 호흡기 섬모세포에 다량 존재하는 수용체(ACE2)를 활용하여 세포 내로 침투한다. 가을에 꽃이 피는 상사화(오른쪽 사진)가 사스코로나바이러스-2와 모양이 유사하다. (왼쪽·가운데: 고규영 그림)

의 일상으로 돌아갈 수 있을까?"로 바꾸는 것이 지금 필요한 해법을 찾는 데 더 도움이 될 것이다.

## 최상의 시나리오: 2~3년 내 백신 대중화

최상의 시나리오가 실현된다면 우리는 2~3년 내에 팬데믹 이전의 일상을 되찾을 수 있을 것이다. 우리나라 정부와 국민들은 일치된 마음으로 엄격하고 현명한 방역을 실시했다. 코로나19의 전파를 급감시켰고, 'K-방역'이라는 슬로건도 탄생했다. 세계적으로 손꼽히는 코로나19 방역 성공 국가로서 국격도 높였다. K-방역은 코로나19를 효율적으로 예방하는 백신들이 상용화될 때까지 유지되어야 할 것이다.

현재 각국의 유명 글로벌 제약회사와 연구소들이 앞다투어 다양한 종류의 코로나19 예방 백신을 개발하고 있다. 이 백신들의 임상 3상 예비결과를 검토해보면, 높은 효율로 생체에서 사스코로나바이러스-2

중화항체를 만들어내는 것을 확인할 수 있다. 중화항체가 만들어지면 체내에서 바이러스의 확산과 세포 내 침입을 차단하기 때문에 큰 증상 없이 가볍게 지나간다. 코로나19 환자수가 급속히 줄어드는 동시에 주변인들 역시 중화항체를 보유하고 있기 때문에 전파를 막을 수 있게 된다. 전문가들은 이들 백신이 남은 임상시험을 잘 통과하여 대중에게 상용화될 수 있는 시기를 내년 초로 보고 있다. 백신을 투여받은 사람들이 중화항체를 체내에 듬뿍 갖게 되는 행운이 이뤄지기를 바라본다.

하지만 신은 우리에게 축복과 행운만을 허락하진 않으신다. 고연령층, 면역 이상 및 기저질환 환자, 원인이 불분명한 일부 정상인들은 백신을 투여해도 중화항체를 충분히 생성하지 못할 수 있다. 이러한 분들에게 코로나19 감염 위험성이 계속 도사리고 있다는 것이다.

물론, 이렇게 어려운 상황에 놓인 분들이 코로나19에 감염됐을 때 치료할 수 있는 각종 바이러스 감염 치료제(항체 및 화합물)와 면역치료제도 최근 속속 개발되고 있다. 특히 기저질환자를 감안한 새로운 병합투여 및 약물 재창출, 그리고 임상개발 연구가 활발히 진행되고 있다. 이러한 연구결과들에는 신이 허락하지 않은 부분들을 인간의 노력으로 극복하려는 희망이 담겨 있다.


## 최악의 시나리오: 바이러스의 급격한 유전자 변이


최악의 시나리오를 생각해보면, 일상 복귀까지 몇십 년이 소요될

코로나 사이언스

수도 있다. 사스코로나바이러스-2의 유전자 변이는 다른 바이러스에 비해 매우 빠르다. 바이러스는 살아 있는 세포에 침투하여 그 세포가 생명유지에 필요한 자원을 탈취하여 증식한다. 물론 바이러스가 좋은 쪽(숙주세포 감염력과 바이러스 증식률 감소)으로 유전자 변이가 일어날 수도 있다. 하지만 현재 유전자 연구자들에 따르면 사스코로나바이러스-2는 새로운 숙주에서 살아남기 위해 나쁜 쪽(숙주세포 감염력과 바이러스 증식률 증가)으로 유전자 변이가 일어나고 있다고 한다.

변이가 급속히 일어나 현재 개발 중인 백신과 치료약의 효과가 별로 없다면, 코로나19를 단기간에 종식시키기 어려울 것이다. 사스코로나바이러스-2가 유전적 변이를 일으키는 원인을 분석하여 핵심과정을 차단하는 연구에 더 많은 노력이 필요할 것이다. 이 경우 인류는 코로나19와의 지금 이상으로 길고 힘든 싸움을 준비해야 한다.

## K-방역 vs. 집단면역

세계적으로 유행한 코로나19에 대한 대응은 국가별로 달랐다. 엄격한 방역을 실시한 우리나라와 가장 대비되는 국가는 스웨덴이다. 스웨덴은 집단면역을 실시했다. 집단면역은 코로나19에 대항하는 항체를 인구의 60~70%가 갖게 되는 경우를 말한다. 백신을 투여하거나, 자연적으로 항체가 발생하길 기다리는 두 가지 경우가 있다. 코로나19에 대한 집단면역이 형성되면 신규 환자 발생이 급감하고 일상

생활 영위도 가능해진다.

하지만 집단면역을 자연적 발생에만 의존한다면, 집단면역이 형성될 때까지 면역 기능이 약화된 고령층과 기저질환자들의 많은 희생을 감수해야만 한다. 효율적인 백신의 상용화는 코로나19에 대한 집단면역 형성을 촉진시킨다. 따라서 백신이 나올 때까지는 엄격한 방역을 유지하며 기다리는 것이 희생을 줄일 수 있는 방안이다.

그러나 유럽의 몇몇 나라는 방역을 느슨히 하고 자연적 집단면역 형성을 기다리고 있다. K-방역의 '사회적 거리 두기'와 달리 일상 활동을 지속시킴으로써 사회적 비용을 최소화하려는 시도이다. 엄격한 방역을 실시한 우리나라와 느슨한 방역을 통해 집단면역을 유도하는 스웨덴은 매우 흥미로운 비교 대상이다. 추후 양국의 코로나19에 대한 코호트 조사와 사회경제적 손실 비교를 해보면 의미 있는 결과가 나올 것 같다. 이는 향후 신종 바이러스 감염병의 대응 전략 수립에 유익한 자료가 될 것이다.

결론적으로 현재 상황에서는 "언제쯤 우리는 코로나19 이전의 일상으로 돌아갈 수 있을까?"라는 질문에 뚜렷한 답을 내기가 어렵다. 어쩌면 '잘 모른다'가 가장 적합한 답일지도 모른다. 인류는 여전히 역사상 겪어보지 못한 전파력이 매우 큰 신종 바이러스와 싸우고 있기 때문이다. 예측 가능한 최상과 최악의 시나리오가 있지만, 어느 방향으로 흘러갈지 단언하기는 어렵다. 상황이 어떻게 변화하든 우리가 믿어야 할 것은 과학의 힘일 것이다.

연구 현장의 최전선에서 써 내려간 과학자들의
코로나19 분석 보고서

2019년 12월 중국 우한에서 처음 발생한 코로나19는 2020년 3월 팬데믹Pandemic 감염 질환이 되었다. 2020년 9월 1일 기준 전 세계적으로 2,533만 명이 감염되었으며, 85만 명이 사망했다. 지금 현재도 매일 20여만 명씩 새로운 환자가 발생하고 있다. 현대 임상의학과 의생명과학의 눈부신 발전에 힘입어 비교적 신속하게 코로나19의 원인 바이러스, 전파 및 감염 경로, 병리기전의 규명, 정확한 진단방법 개발 및 적용, 효율적인 백신 및 치료제 개발이 이뤄지고 있다.

우리나라 정부와 국민은 사스SARS와 메르스MERS 때 겪은 뼈아픈 경험과 교훈을 바탕으로 세계에서 가장 모범적인 코로나19 방역 국가로 자리매김했다. 또한 굴지의 국내 생명벤처회사들은 여러 어려움을 극복하고 지속적으로 기술을 축적하여 신속하고 정확한 코로나19 진단 키트를 개발, 생산 및 상용화한 개가를 이뤘다. 생명벤처회사들의 활약은 우리나라 바이오산업이 세계적으로 명성을 펼치고 활성화되는 데 일등공신 역할을 했다. 반면, 감염성 질환에 대한 경험과 과학기술이 약한 나라들은 선진국이라 할지라도 코로나19에 대응을 잘하지 못하고 많은 희생을 치르고 있다.

필자가 근무하는 기초과학연구원IBS 생명과학 분야 과학자들과 커뮤니케이션팀은 코로나19에 대한 심각성과 중요성을 초반부터 인식하고, 과학자로서 올바른 대응을 해야 한다는 데 마음을 모았다. 코로나19가 처음 발생한 후 우리나라를 포함하여 전 세계로 퍼져 나가는 초기 2개월의 상황을 지켜보면서 곧 팬데믹으로 발전하리라는 예상을 했기에 본연의 연구에만 매달릴 수 없었다. 그 당시 미흡하고 그릇된 정보들이 가짜뉴스로 확대되어 언론과 소셜 미디어를 통해 퍼지면서 많은 혼란을 일으키고 있었던 것이다.

우리는 일반인은 물론 정책결정자, 지도자, 타 분야 연구자들에게도 코로나19에 대한 정확한 과학적 지식과 정보들을 알리고자 했다. 그렇게 탄생한 것이 「코로나19 과학 리포트」이다. IBS 커뮤니케이션 팀에서는 각종 언론매체와 온라인 플랫폼을 통해 보다 널리 「코로나19 과학 리포트」를 일반인들이 볼 수 있도록 전파했다. 또한 알기 쉽게 그림을 삽입하여 이해를 도왔다. 내용은 알차고, 정보는 정확했으며, 지적으로 유익했다.

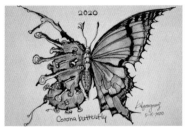 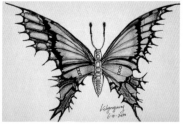

코로나19로 인해 인류사회는 균형을 잃었고, 일상생활에 큰 어려움을 겪고 있다. 그러나 인간은 이 위기를 극복할 수 있는 현명함과 슬기로움을 가지고 있다. 지금 이 순간에도 과학자들은 고군분투 중이다. 하루 빨리 효율적인 백신과 치료제 개발하여 모두의 일상생활을 되찾기 위해. (고규영 그림)

IBS 연구자들 사이에서도 코로나19에 대하여 서로 배우며 동기를 부여했다. 이창준 단장팀의 코로나19 진단기법 아이디어, 김빛내리 단장팀의 코로나19 유전자 지도 완성, 차미영 CI팀의 '루머를 앞선 팩트' 캠페인 등 독창적인 성과들도 있었다. IBS가 바이러스 연구기 관은 아니지만, 기초과학의 저변을 이루는 훌륭한 인력과 인프라를 갖췄기 때문에 짧은 시간에 적지 않은 성과를 낼 수 있었다. 동료 과학자들, 의료현장의 의사들, 사회경제분야 전문가들도 주옥같은 리포트를 게재해주었다.

「코로나19 과학 리포트」 발행을 성원하고 격려해주신 IBS 노도영 원장님, 편집 방향을 이끌어가신 심시보 본부장님, 의견을 나누며 집필해주신 명경재 단장님, 김빛내리 단장님, 이창준 단장님, 김호민 CI, 차미영 CI 그리고 19편의 리포트를 멋지게 편집해준 IBS 커뮤니케이션팀의 권예슬, 박인혜 씨에게 심심한 감사를 드린다.

## 『코로나 사이언스』를 펴내며

IBS는 기초과학 각 분야의 전문가들이 적어낸 코로나19에 대한 '진짜뉴스'를 더 많은 대중에게 알리기 위해 「코로나19 과학 리포트」 의 단행본 발행을 기획했다. 이렇게 탄생한 것이 이 책이다.

지금도 코로나19에 대한 독창적이고 참신한 연구결과들이 쏟아져 나오고 있다. 사스코로나바이러스-2의 기원, 전파경로, 코로나19 병리기전 및 면역반응 등에 대해 그간 이해하지 못했던 부분들이 하나둘 밝혀지고 있다. 코로나19의 새로운 실험동물 모형, 백신과 치료제 개발도 현재 진행형이다.

우리나라의 정부, 출연연구소, 대학, 기업도 각 방면에서 코로나19 퇴치에 한마음으로 총력을 기울이고 있다. 다만 고위험 감염 바이러스 연구에 필요한 시설과 인력이 국내에 부족하여 과학자들이 높은 수준의 연구를 마음껏 펼치지 못하는 상황이 아쉽다. 신종 전염병 바이러스 연구와 백신·치료제 개발에 대한 정부의 통 큰 지원에 비해, 민간 기업과 재단 등의 투자는 상대적으로 미미하다. 코로나19 대유행의 전시상황에서 정부와 민간이 힘을 모아 신종 바이러스 전염병 연구에 대한 각종 첨단시설·장비를 구축하고 인력을 양성해야 한다. 인류와 사회를 위해 이것은 선택이 아니라 필수이다. 『코로나 사이언스』가 이 과정에서 기폭제가 되길 바라본다.

코로나19와의 싸움은 새로운 국면을 맞이했다. 과학자들의 리포트도 변화한 상황에 맞게 다시 시작되어야 할 것이다. 동료 과학자들과 함께 보다 더 심층적이고 정확한 방향성을 제시하는 유익한 리포트로 다시 대중을 만나게 될 때를 기다려본다. IBS는 미증유의 인류적 재난이 된 이 바이러스를 종식시키는 최전선의 연구를 수행하는 동시에, 대중과 만나는 일에도 최선을 나하고자 힌다.

## IBS에서는 코로나19 관련 어떤 연구가 진행되나

전 세계 과학자들의 신속한 연구를 통해 사스코로바이러스-2의 유전체 서열 및 숙주, 중간숙주, 표면 스파이크 단백질의 구조, 바이러스의 진화 등이 밝혀졌다. 하지만 질병 정복까지는 여전히 많은 연구가 필요하다. IBS는 코로나19의 신속한 극복과 또 다른 고병원성 신종 바이러스의 출현을 대비하기 위해 독자적 연구 및 국내외 전문가 그룹과의 공동 연구를 계획하고 있다. IBS가 계획한 주요 연구 몇 가지를 소개한다.

| 연구 주제 | 연구 내용 |
|---|---|
| 사스코로나바이러스-2의<br>유전자 변이 특성 규명 | · 다른 코로나바이러스 전체와 비교분석을 통해 사스코로나바이러스-2의 공통적 특성 및 특이성 규명<br>· 사스코로나바이러스-2가 높은 전염력을 보이는 원인을 분자 수준에서 규명 |
| 계통별 코로나19 감염 예측 | · 사스코로나바이러스-2와 수용체인 ACE2의 결합력을 토대로, 계통별 코로나19 감염 가능성 종합적 평가<br>· 주변 생태계의 코로나19 감염 가능성을 확인하고, 바이러스의 추가 확산 선제적 예방 |
| 코로나19 감염 소동물 모형 확립 | · 치료약물, 항체, 백신 등 개발에 기여할 수 있는 이상적인 소동물 모형 확립<br>· 소동물 기반 병리기전 분석을 통해 코로나19 치료 방향성 설정에 기여 |
| 유전자 가위를 이용한<br>사멸 전략 발굴 | · 유전정보인 RNA를 직접 공격하는 사스코로나바이러스-2 사멸 전략 발굴<br>· 사스코로나바이러스-2의 RNA를 효과적으로 제거해 바이러스의 증폭을 막는 '바이오 치료제' 개발 기대 |
| 핵심단백질 및 숙주단백질<br>구조 규명 | · 사스코로나바이러스-2의 핵심단백질 및 인체 면역을 조절하는 단백질의 3차원 분자구조 규명<br>· 코로나19 백신·치료항체 개발을 위한 연구자원 선도적 확보 및 새로운 치료전략 발굴 기여 |

# 어벤져스 어셈블

기초과학연구원 바이오분자 및 세포구조 연구단 CI
**김호민**

대구·경북 지역을 중심으로 급격하게 코로나19 환자가 늘어나던 시점에, 고규영 단장님의 긴급한 연락을 받고 「코로나19 과학 리포트」 집필에 참여하게 되었다. 나는 바이러스 관련 연구를 직접 경험해보지는 않았지만, 지난 10여 년간 질병 관련 단백질의 구조 규명 및 치료제 개발 연구를 진행해왔다. 이 집필을 계기로 최신 논문과 자료를 수집하며 코로나바이러스에 관한 많은 공부를 하게 되었고, 현재는 사스코로나바이러스-2가 생산하는 단백질의 3차원 구조 규명 연구뿐 아니라 치료제 개발을 위한 여러 프로젝트에도 미약하게나마 참여하고 있다.

기초과학계 '어벤져스'와 함께한
「코로나19 과학 리포트」

이후 기초과학연구원의 생명 분야 단장님들과 다양한 분야의 전문가들이 동참했고, 더 풍부한 지식을 대중과 공유할 수 있게 됐다. 기초과학계의 '어벤져스'와도 같은 여러 단장님들과 함께하는 '단톡방'도 만들어졌다. 이 단톡방에서는 지금 이 순간에도 코로나19를 비롯한 생명 분야 최신 과학정보 및 실험 진행 현황들이 오가는 중이다.

2020년 9월 현재 미국, 브라질, 인도 등에서는 아직도 매일 3~6만 명씩 확진자가 계속 발생하고 있다. 우리나라뿐 아니라 프랑스, 이탈리아에서도 다시 확진자가 늘어나 2차 대유행을 걱정해야 하는 시점이 되었다. 2월 말과 달라진 점은 종결되리라는 희망이다. 현재 전 세계적으로 많은 백신 후보물질들이 임상 2~3상 시험 진행 중에 있으며, 빠르면 금년 말에서 내년 초 사이에 일부 백신은 일반인을 상대로 투여가 시작될 것으로 예상하고 있다.

약물 재창출을 통해 개발된 길리어드사의 렘데스비르는 지난 5월 미국 식품의약국FDA으로부터 긴급사용 승인을 받아 중증환자에게 일부 사용되고 있다. 동시에 코로나19 감염 후 회복한 환자들의 면역세포와 항체들을 분석한 기초연구들을 바탕으로 개발된 여러 가지 치료제의 임상시험이 숨 가쁘게 진행되고 있다.

## 하루빨리 코로나19가
## 역사책의 한 페이지로만 자리하게 되길

얼마 전 과학영재 학생들을 대상으로 코로나바이러스 강연을 한 적이 있다. 물론 비대면 온라인 강연이었다. 중학교 1~2학년인 어린 학생들이었지만, 눈을 반짝이며 뱉어낸 질문들이 매서웠다.

"백신이 나와서 접종을 하고도 마스크를 착용해야 하나요?"

"비누로 손을 씻으면 바이러스 막과 표면 단백질을 망가뜨릴 수 있다는데, 이런 원리를 이용한 치료제는 없을까요?"

"사스코로나바이러스-2와 같은 전염병이 계속해서 올까요?"

이런 질문들에 명쾌한 해답을 해줄 수 없어 아쉬웠다. 결국 대답은 "전 세계 많은 과학자들이 연구를 통해 답을 찾고자 열심히 노력하고 있습니다"로 귀결됐다. 과거 흑사병, 천연두, 스페인독감이 창궐했을 당시 세상은 심각한 전염병에 흔들렸다. 요즘 언론에서 많이 등장하는 표현처럼 '전대미문'이자 '미증유'의 사건으로 세상을 송두리째 흔들었다. 하지만 지금은 역사 속의 질병으로 기억될 뿐이다. 코로나19 역시 하루빨리 역사책의 한 페이지로만 남게 되길 바란다.

# 팬데믹과 과학커뮤니케이션의 역할

기초과학연구원 연구지원본부장
심시보

"지금은 전시나 마찬가지입니다, IBS가 TF를 꾸려 코로나 사태에 대처해야 합니다"

2020년 2월 28일, 서울 출장길에 우리 연구소(IBS) 고규영 단장(혈관 연구단)의 전화를 받았다. 다급한 목소리였다. IBS가 코로나19 상황에 과학적으로 대응할 태스크포스Scientific Response TF를 만들어야 한다는 주장이었다. 국내에서 대구를 중심으로 코로나19 확진자 수가 급격히 늘던 때였다.

마침 2월 중순 열렸던 미국과학진흥협회AAAS 연례총회(당시만 해도 미국에 코로나19가 확산되기 전이라 출입국이 자유로웠다)에서 코로나19와 관련된 다양한 연구자들의 활발한 발언과 토론을 지켜본 직후였다. 감염병 위기 상황에서 정확한 정보와 과학적인 대응은 불필요한 공포와 위험을 방지할 수 있다. 과학자들이 시민들과 적극적으로 소통하는 일이 절실히 요구되는 이유이다.

## 과학자들이 직접 나선 과학커뮤니케이션

마침 IBS 대전 본원에서 단백질커뮤니케이션 그룹을 이끌고 있는 김호민 CI도 발 벗고 나섰다. "과학자 집단이 적절한 대책을 제시해야 합니다. 물론 각 분야 전문가들과 함께 상의해야 할 것입니다."

주말 사이 고규영 단장, 김호민 CI와 함께 콘텐츠를 만들어서 시민들에게 알리자는 데 뜻을 모았다. 또 명경재 단장(유전체 항상성 연구단), 차미영 데이터사이언스 그룹 CI가 동참하기로 했다. 커뮤니케이션팀의 권예슬, 박인혜 씨가 휴일도 마다하고 긴급회의에 동참해준 덕에 편집팀도 구성했다. 이렇게 3일 만에 IBS 코로나19 과학 리포트 팀이 출범하고 3월 3일 첫 리포트를 내보냈다. 한 주에 2건씩 리포트를 작성하여 홈페이지에 올리고, 네이버 포스트와 페이스북을 통해 알린다는 대략적인 제작방향을 설정했다 이어 김빛내리 단장(RNA연구단), 이창준 단장(인지 및 사회성 연구단)도 뜻을 함께해주셔서 TF는 9명이 됐다.

TF 과학자들과 편집팀은 5월 중순까지는 하루를 이틀처럼, 휴일은 평일처럼 활용해야 했다. 언론이 전하기 어려운 종합적인 내용을 담고자 하니 쏟아지는 논문과 정보를 습득하고, 여러 각도의 사실과 주장을 정돈해야 했다. 과학자들은 논문 쓰는 만큼이나 노력을 기울였다. 고 단장은 숨겨두었던 그림 실력으로 직접 이미지를 그리기도 했다. 다행히 그 노력에 대해 독자들이 지지를 보냈다. 예상을 넘어서는 반응과 지지가 시리즈를 이어나간 토대가 되었다. 첫 편(코로나 19가 어떻게 폐렴을 유발하나)은 네이버 포스트에서만 11만 명이 클릭하며 많은 주목을 받았고 리포트는 현재까지 19편이 발간되었다.

언론사에서도 리포트를 게재하기 시작했다. 「코로나19 과학 리포트」가 IBS 홈페이지에 공개되면 동아사이언스, 조선일보, 머니투데이, 대덕넷 등에서 바로바로 소개했다. 독자들은 언론, 포털, SNS 등 여러 매체를 통해 콘텐츠를 접할 수 있다. 특히 IBS 과학자뿐 아니라 여러 전문가들과 협업을 한 덕에 내용의 전문성을 높일 수 있었다. 분자의과학, 구조생화학, DNA 재조합, RNA생물학, 바이러스면역학, 신경과학, 데이터과학 등 다양한 분야 과학자들이 직접 코로나19에 대해 설명한 내용은 깊이 있고 균형 잡힌 지식을 원하는 시민들에게 믿을 만한 자료가 되었다는 평가이다. 13장에는 치료현장에서 환자들을 돌본 의료진들의 이야기가 실려 눈길을 끌었다.

한편 TF의 활발한 단톡방 의견교환은 정보공유뿐 아니라 연구 아이디어로 이어졌고, 실제 코로나 바이러스에 대한 공동 연구가 진행되고 있다.

## 쏟아지는 정보, 무엇이 진짜일까?

IBS가 「코로나19 과학 리포트」 제작에 나선 취지는 IBS 홈페이지 (www.ibs.re.kr)에 공개한 첫 리포트의 편집자 주에 잘 반영되어 있다.

"국내외 최신 연구동향과 과학적 이슈, 신종 바이러스 예방·진단· 치료에 도움이 될 만한 연구진행 상황과 아이디어 등을 시민들과 공유하고자 합니다. 과학지식을 정확하고 빠르게 소통하는 일은 우리 사회가 혼란을 최소화하면서, 위기를 극복하는 데 도움이 되리라 판단합니다. 바이러스와의 전쟁에서 감염병 전문가와 바이러스 전문 과학자들의 역할이 가장 중요하겠으나, 여러 과학자들이 다양한 각도에서 지식과 통찰을 나누고, 깊이 있는 기초연구를 확대한다면 전쟁에서 승리할 확률을 더욱 높일 것이라 믿습니다."

감염병 연구를 직접 수행하지 않는 IBS가 어떤 목소리를 낼 수 있을지 처음에는 조심스러웠던 게 사실이다. 기초과학연구원IBS은 이름대로 '기초과학' 연구소이므로 바이러스 치료제나 백신을 개발하는 연구팀은 없다. 다만 신종 바이러스 치료제와 백신 연구에 필요한 새로운 지식을 제공할 수 있다. 김빛내리 단장은 2월에 어렵게 바이러스 샘플을 확보하여 연구를 시작했다. 코로나19를 유발하는 사스코로나바이러스-2 전사체를 분석하여 4월에는 세계적으로 주목받는 연구 결과로 이어졌다(Kim et al., 2020. "The Architecture of SARS-CoV-2 Transcriptome"). 그 내용과 의미는 06장에 소개되었다.

과학자들은 연구의 성과가 피어 리뷰peer-review를 거쳐 논문으로 나온 뒤에 이를 알리는 데는 익숙하지만, 결과가 확정되기 전 지식을 공유하는 일은 꺼릴 수밖에 없다. 특히 우리나라 연구자들은 자신의 생각이나 의견을 공개적으로 잘 표현하지 않는 경향이 있다.

하지만 전 세계를 공포와 공황으로 몰아넣은 코로나19는 상황을 크게 바꾸어놓았다. 정식 논문이 나오기 전 학술논문 사전공개사이트 인 《바이오아카이브》나 《메디아카이브》에 코로나 관련 논문이 쏟아 지고, 주요 내용과 메시지가 SNS를 통해 확산되었다. 《뉴욕타임스》 보도에 따르면 《메디아카이브》 논문 다운로드건 수는 올해 들어 100 배 이상 늘었다고 한다. 공식 출판 전에 논문과 연구내용을 공개하는 일이 보편화된 것이다.

## 과학과 사실을 퍼트리자

전 세계 과학자들은 신종바이러스와 싸우기 위해 시간을 쪼개가 며 에너지를 쏟았다. 바이러스 연구자들만의 역할은 아니었고 논문만 이 수단이 아니었다. 감염병 데이터를 실시간으로 파악할 수 있는 상 황판을 만들고, 추세를 예측하고, 가짜뉴스를 막고자 소셜미디어에서 활약하고, 최신 연구동향과 팩트를 업데이트했다. IBS 과학자들은 「코로나19 과학 리포트」 외에도 특별한 SNS 활동을 벌였다. 차미영 CI 연구팀과 커뮤니케이션팀은 가짜뉴스를 차단하고 정확한 사실을 전달하기 위한 'Facts before Rumors(루머를 앞선 팩트)' 캠페인을 3월 말부터 시작했다. 전 세계에 공통적으로 발현하는 대표적인 가짜뉴스를 분석한 뒤 인포그래픽을 만들고 19개 국어로 번역하여 소셜미디어에 퍼뜨렸다. 가짜뉴스는 코로나19가 퍼지는 세계 각국의 다양한 언어로 전파된다. 감염병과 함께 가짜뉴스가 퍼지기 전, 검증을 거친 사실을 먼저 전파하는 것이 이 캠페인의 목적이다. 오보misinformation나 허위정보disinformation가 전염병처럼 퍼지는 인포데믹의 부작용은 감염만큼이나 큰 위협이 되므로 이를 차단하면 감염자나 사망자를 크게 줄일 수 있다.

한편, 차미영 CI팀은 불안을 느끼는 사람보다 분노를 느끼는 사람들이 코로나19 관련 가짜뉴스를 더 잘 퍼뜨린다는 연구결과를 발표하기도 했다. 해당 연구결과는 2020년 9월《하버드 케네디스쿨 미스인포메이션리뷰HKS Misinformation Review》에 게재됐다.


## 커뮤니케이션 전문가의 중요성


과학자들의 전문성과 합리성을 바탕으로 한 커뮤니케이션은 위기 상황에서 더욱 빛을 발했다. 여기에 커뮤니케이션 전문가가 힘을 보태면 그 파급효과가 훨씬 커진다는 사실도 확인했다. 과학자의 글을 대중들이 좀 더 이해하기 쉽게 편집하고, 이해에 도움이 될 그래픽과 이미지를 제작하는 일은 또 다른 전문성을 필요로 한다. 과학자들과 함께 콘텐츠 주제와 내용에 대해 논의하고 효과적인 제작과 편집방향을 잡아야 하고, 메시지의 영향, 대중과의 소통방식도 고려해야 한다.

　마침 동아사이언스에서 과학기자로 일했던 권예슬 씨와 생명과학을 공부한 뒤 바이오메디컬아트 학위까지 섭렵한 박인혜 씨가 IBS 커뮤니케이션팀에 있었고, TF팀에서 헌신할 수 있었기에 빠른 시간 안에 어려운 내용들을 소화해서 리포트를 지속적으로 낼 수 있었다. 과학자들의 전문성과 소통하려는 의지, 그리고 커뮤니케이션 전문가들의 협력이 어우러질 때 과학커뮤니케이션의 역할과 쓸모가 더욱 뚜렷해짐을 알게 되었다.

# 위기 속에서 빛나는
# 준비된 기초과학의 힘

한국연구재단 제1호 국가과학자
기초과학연구원 제1호 연구단장
**신희섭**

평소 기초과학을 키우자는 주장은 당위성에 비해 구체적으로 잘 와닿지 않는다. 투자 효과를 예측하기 어렵고, 가시적 성과가 바로 나타나지도 않기 때문이다. 그래서 기초과학의 필요성에 대한 설명은 결과론인 경우가 많다. 연구 당시에는 잘 몰랐지만, 지나고 보니 이렇게도 응용되고 저렇게도 쓰였다는 식이다. 현대의학에서 수많은 생명을 구한 X-선과 페니실린이 대표적 사례이다. 이것들은 우연의 산물이어서, 이 현상이 무엇을 의미하고 어디에 쓰일지 발견 당시에는 알지 못했다. 하지만 오늘날 X-선 또는 페니실린이 없는 의료기술을 상상이나 할 수 있는가? 발견은 우연이었으나, 과학을 중시하는 문화와 투자가 없었다면 그 우연의 기회조차 얻지 못했을 것이다.

이 책 『코로나 사이언스』가 주는 교훈도 비슷하다. 준비된 기초과학의 힘을 보여준다. 코로나19는 어떤 징후도 없이 어느 날 불쑥 인류를 덮쳤다. 발생 원인이 모호하고 실체가 생경하고 치료법 역시 깜깜한 것으로서, 기존 지식으로는 대처에 한계가 있다. 그야말로 미증유의 재난이다. 다행히 정부의 대처, 의료진의 희생, 그리고 국민적 협력이 모여 방역에는 비교적 성공하고 있다. 이른바 K-방역은 전 세계가 주목하는 성과를 내고 있지만, 방역은 코로나19의 극복 방안은 되지 못한다. 근본적 해결 방법은 과학에서 찾아야 한다. 「코로나 사이언스」는 이에 대해 우리나라 대표 과학자들과 전문가들이 내놓은 지금까지의 답이다. 아직 미완성의 해답이나, 짧은 시간 동안 이룬 성과가 적지 않다. 코로나19 바이러스의 주요 원리와 메커니즘, 치료 전략의 가능성, 사회적 의의에 대해 다룬다. 특히 세계 최초로 코로나19 바이러스의 유전자 지도를 밝혀낸 연구결과는 이 책의 백미이다. IBS 연구자들은 그간 기초과학의 저변을 아우르는 훌륭한 인력과 인프라를 갖추고 꾸준히 연구해왔다. 그랬기에 갑자기 등장한 미지의 바이러스에 대해서도 적절한 기술을 신속히 동원하여 분석을 할 수 있었다. 더구나 코로나19 전파 초창기는 근거 없는 억측과 음모론이 번져가는 시기이기도 했다. 과학자들이 연구실 안에서만 정보를 공유했다면 사회적 불안은 더욱 가중되었을 것이다. 하지만 이 책의 과학자들은 연구실을 나와 정보를 필요로 하는 대중들에게 직접 최신의 지식을 전하고자 했다. 교과서 안의 지식은 텍스트로만 존재하나, 밖으로 나와 사회와 만날 때 비로소 세계를 바꾸는 힘으로 작용할 수 있다.

그래서 이 책에 담긴 명징한 과학적 논의들은 마치 무지의 어둠을 비추는 빛처럼 느껴진다.

결국 다시금 기초과학의 중요성을 강조할 수밖에 없다. 기초과학은 당장의 수요에 좌우되는 학문이 아니다. 기초과학의 발전을 위해서는, 과학자의 호기심의 충족 외에 얼핏 쓸 곳이 없어 보이는 주제에 오랜 세월 연구에 몰두하는 것이 가능한 문화, 과학 연구 수준이 그 나라의 문화의 척도라는 인식을 공유하는 사회 분위기, 그리하여 멀리 내다보는 투자와 지원을 할 수 있는 국력이 함께 필요하다. 당장 먹고살기 위한 일의 지원에도 힘이 부치는 국가에서는 어려운 일이다. 하지만 역설적으로, 그렇게 꾸준히 쌓은 토대가 예측할 수 없는 상황이 도래했을 때 올바른 해법을 제시해줄 수 있다. 과학적, 합리적 사고는 문제의 핵심을 꿰뚫어 그에 대한 최적의 해결책을 찾기 위한 최소한의 요건이기 때문이다. 이 책에 담긴 지식들이 이러한 진리를 입증해준다. 사회적 위기 상황 속에서도 짧은 시간에 적지 않은 성과를 낸 후배 과학자들에게 찬사를 보낸다. 더불어 기초과학의 힘으로 우리 사회에 합리적, 과학적으로 사고하는 수준이 더욱 높아지기를 기대해본다.